Anjali Musale
Gaurav Beohar

Abordagem sem enxertos para pacientes edêntulos

Anjali Musale
Gaurav Beohar

Abordagem sem enxertos para pacientes edêntulos

Reabilitação estética e funcional de pacientes edêntulos com procedimentos Graftless

ScienciaScripts

Imprint

Cover image: www.ingimage.com

This book is a translation from the original published under ISBN 978-620-7-64789-7.

Publisher:
Sciencia Scripts
is a trademark of
Dodo Books Indian Ocean Ltd. and OmniScriptum S.R.L publishing group

120 High Road, East Finchley, London, N2 9ED, United Kingdom
Str. Armeneasca 28/1, office 1, Chisinau MD-2012, Republic of Moldova, Europe
Managing Directors: Ieva Konstantinova, Victoria Ursu
info@omniscriptum.com

Printed at: see last page
ISBN: 978-620-8-57091-0

Conteúdo

RECONHECIMENTO

Tenho o privilégio de exprimir a minha sincera gratidão a todos aqueles que prestaram a sua inestimável ajuda e apoio, sem os quais este trabalho não poderia ser possível.

É com grande prazer que exprimo a minha gratidão ao **Dr. Manoj Mittal,** Diretor do BCDS, por me ter proporcionado todas as facilidades para a realização do meu trabalho de dissertação na Biblioteca.

Aproveito esta oportunidade para exprimir a minha profunda gratidão ao **Dr. Gaurav Beohar,** Protyssor e Chefe do Departamento de Dentisteria Protética, Coroas e Pontes e Implantologia, pelo apoio logístico perfeito e pela orientação que me deu.

Tenho o agradável privilégio e a honra de expressar a minha mais sincera e sentida gratidão e profundo agradecimento ao meu orientador**, Dr. Gaurav Beohar,** Professor e Diretor do Departamento de Prostodontia, Coroa e Ponte e Implantologia, que tem sido sempre o meu mentor, fornecendo orientação constante e aumentando a minha confiança. Agradeço-lhe a sua sabedoria académica, os seus valiosos conselhos e o constante escrutínio do meu trabalho em todas as fases, apesar da sua agenda preenchida.

Estou profundamente grato à **Dra. Ruchi Jain,** Professora do Departamento de Dentisteria Protética, Coroa e Ponte e Implantologia, pela sua valiosa orientação e apoio relativamente à conclusão do trabalho de dissertação da biblioteca.

Estou também grato ao **Dr. Kapil Soni,** Sr. Professor do Departamento de Dentisteria Protética, Coroa e Ponte e Implantologia, pelo seu apoio constante**.** Professor do Departamento de Dentisteria Protética, Coroa e Ponte e Implantologia, pelo seu apoio constante.

Agradeço profundamente à **Dra. Binoo Verma,** Professora do Departamento de Prótese Dentária, Coroa e Ponte e Implantologia, pela ajuda constante que me prestou ao longo do meu trabalho. Professora do Departamento de Dentisteria Protética, Coroa e Ponte e Implantologia, pela ajuda constante que me deu ao longo do meu trabalho.

Estou grato aos meus Co-PGs, **Dr. Akhilesh Saraf e Dra. Ankita Agrawal** que, na sua qualidade, enriqueceram os meus conhecimentos.

Estou grata a todos os meus superiores, **Dr. Shaik Ali Hassan, Dr. Dudhe Surabhi Pravin, Dr. Ajay Kumar Thawani, Dr. Sneha Kumari e Dr. Niti Yadav**, pelo seu apoio ao longo de todo o meu trabalho e o meu maior reconhecimento de gratidão ao meu **pai, o Sr. Ashok Vithoha Musale,** à minha **mãe,** a Sra**. Bharati Ashok Musale,** aos meus irmãos Deep e Tej Ashok Musale e ao meu noivo, o **Dr. Yugal Pathrabe, pelas suas** bênçãos. **Ashok Vithoha Musale, à minha mãe, a Sra. Bharati Ashok Musale, aos meus** irmãos **Deep** e **Tej Ashok Musale** e ao meu noivo**, o Dr. Yugal Pathrabe**, pelas suas bênçãos, pelo encorajamento contínuo que me deram ao longo de todo o processo e sem o qual não teria chegado tão longe. Obrigada pelo vosso apoio incondicional nos meus estudos. Sinto-me honrada por vos ter a todos como sistema de apoio. Agradeço também aos meus amigos que me ajudaram e me deram motivações maravilhosas.

Estou também grato a Deus Todo-Poderoso pela sua graça.

Dr. MUSALE ANJALI ASHOK

INTRODUÇÃO

Nas últimas três décadas, a implantologia dentária avançou significativamente, particularmente no tratamento de pacientes completamente desdentados.

No passado recente, os tratamentos extensivos de enxerto ósseo faziam parte da implantologia dentária, um tipo de cirurgia "pré-protésica", de modo a preparar o local para os implantes. Numa técnica de carga retardada em 2 fases, os implantes eram normalmente colocados 6-12 meses após as cirurgias de enxerto.

Os doentes eram desencorajados a procurar tratamento porque tinham de usar uma prótese amovível ou, ocasionalmente, abster-se de usar qualquer tipo de prótese dentária enquanto os enxertos cicatrizavam, e porque o tratamento demorava muito tempo e exigia vários procedimentos antes de se poderem colocar implantes dentários para suportar uma prótese fixa.

Com os actuais "conceitos sem enxertos", os indivíduos desdentados ou com "dentição terminal" já não precisam de se submeter a enxertos ou de suportar longos períodos de espera antes de terem a sua dentição reconstruída. Muitos dos nossos colegas lidam agora com os seus pacientes de forma diferente do que sempre fizeram, devido à capacidade de remover a dentição deteriorada do paciente, colocar implantes e criar uma prótese fixa de carga imediata.

Em comparação com os procedimentos de carga retardada em duas etapas, a técnica sem enxerto tem resultados a longo prazo iguais ou, ocasionalmente, superiores, de acordo com uma vasta literatura. Este facto melhorou os cuidados prestados aos doentes e aumentou a sua aceitação da terapia, mantendo as taxas de sucesso a longo prazo.

É aconselhável refletir sobre as razões que levaram a uma tal mudança no planeamento e no paradigma do tratamento neste momento, analisando os principais resultados da investigação e do desenvolvimento das últimas décadas.

Compreender a biologia óssea e aperfeiçoar os métodos cirúrgicos para preparar a osteotomia e colocar o implante eram os principais objectivos da investigação e desenvolvimento da implantologia dentária na década de 1980. Independentemente da quantidade, angulação ou distribuição dos implantes, ficávamos satisfeitos se a osseointegração tivesse ocorrido e encaminhávamos o paciente para a reconstrução protética dos implantes. As limitações das tensões funcionais aplicadas aos implantes osseointegrados tornaram-se claras na década de 1990. A gestão das tensões funcionais aplicadas aos implantes foi melhorada pela atenção dada à compreensão das restrições biomecânicas do hardware, conduzindo a resultados mais previsíveis e a longo prazo.

O planeamento do tratamento avançou para um novo nível nos anos 2000, como resultado da investigação sobre o "conceito sem enxertos", empregando implantes basculantes e ancoragem no local distal utilizando o implante de zigoma. Os serviços acessíveis para o tratamento dos nossos pacientes aumentaram, sem dúvida, com a possibilidade de tratar um subgrupo de pacientes considerados "intratáveis" utilizando o conceito de zigoma quádruplo.

O planeamento do tratamento, os procedimentos cirúrgicos e protéticos e as estratégias para o tratamento de pacientes desdentados e com "dentição terminal" foram descritos pelos autores deste texto. Eles reconheceram e enfatizaram os objectivos promovidos pelo Professor PI Branemark, incluindo:

- Simplificação
- Administração multidisciplinar
- Resultados previsíveis
- Estratégia de tratamento tendo em conta o doente

Simplificação, ou seja, reduzir a complexidade, perceber quando uma opção de tratamento é adequada em vez de excelente.

Aqui, falaremos sobre o planeamento do tratamento utilizando métodos "analógicos" tradicionais. É conveniente sublinhar a importância e a importância crucial de um conhecimento do planeamento "analógico" se o profissional pretender passar a adotar um fluxo de trabalho digital.

Gestão interdisciplinar do plano de tratamento de cada paciente que resulta num **resultado previsível,** que só pode ser alcançado através da adesão a alternativas de tratamento documentadas e baseadas em provas.
A capacidade de evitar e tratar problemas é fundamental para os prestadores de cuidados cirúrgicos e de restauração.
A capacidade de gerir as forças oclusais está intimamente associada à eficácia a longo prazo no planeamento do tratamento de pacientes totalmente desdentados. Os nossos colegas devem reconhecer que

que, embora as consultas de revisão abordem a higiene oral dos pacientes, é fundamental verificar a estabilidade do pilar e dos parafusos protéticos.
O tempo e a energia dedicados à formação contínua e às interações com os colegas melhoram os corações e as mentes de todos os envolvidos no planeamento do tratamento e na implementação das inúmeras opções de tratamento para indivíduos edêntulos.
Brancmark, nas suas palavras imortais ,
"Ouvir as necessidades e as exigências do doente e executar planos de tratamento no melhor interesse dos nossos doentes é fundamental."

CAPÍTULO 1

AVALIAÇÃO DA QUALIDADE ÓSSEA

A qualidade óssea é avaliada utilizando a densidade óssea para classificação qualitativa, uma caraterística que pode ser delicada de avaliar. A implantologia contemporânea, que se baseia em técnicas de medição modernas, necessita de uma estimativa mais quantitativa da qualidade óssea.

Introdução

Os implantes dentários são a solução moderna mais popular e previsível para a falta de dentes. O sucesso precoce e a longo prazo dos implantes dentários depende em grande medida da quantidade e qualidade do osso alveolar durante a colocação do implante. A má qualidade e quantidade do osso são consideradas um fator de risco para complicações biológicas do implante, associadas à falta de estabilidade primária e a uma cicatrização/osseointegração deficiente, que pode levar à perda precoce do implante.

A arquitetura externa do osso alveolar dentado ou edêntulo e o seu volume são avaliados principalmente durante o planeamento do tratamento para implantes dentários. A arquitetura externa e interna do osso controla praticamente todas as facetas da prática da implantologia dentária, desde a seleção do desenho do implante, abordagem cirúrgica, tempo de cicatrização, tipo de reconstrução protética futura, etc.

Classificação da reabsorção do rebordo residual

I. Classificação de Atwood (Fig.2.1)

- Ordem I : Pré-extração.
- Ordem II : Pós-extração.
- Ordem III: Alto nível, bem arredondado.
- Ordem IV : Gume de faca.
- Ordem V : Baixa bem arredondada.
- Ordem VI : Deprimido.

II. Classificação de Lekohlm e Zarb (qualidade óssea) (Fig.2.2)

- Classe I: Quase todo o maxilar é composto por osso compacto homogéneo.
- Classe II: Uma camada espessa de osso compacto rodeia um núcleo de osso trabecular denso.
-
- Classe III: Uma fina camada de osso cortical envolve um núcleo de osso trabecular denso.
- Classe IV: Uma fina camada de osso cortical envolve um osso trabecular de baixa densidade.

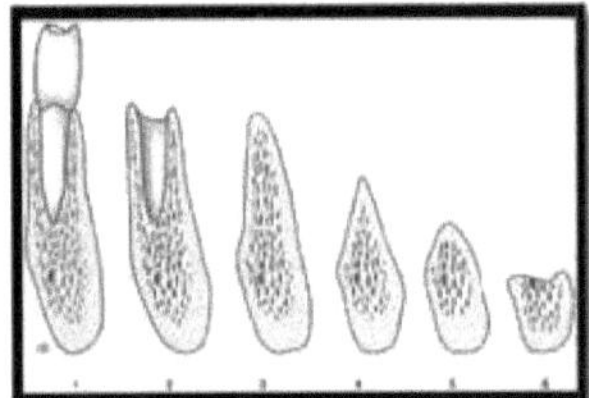

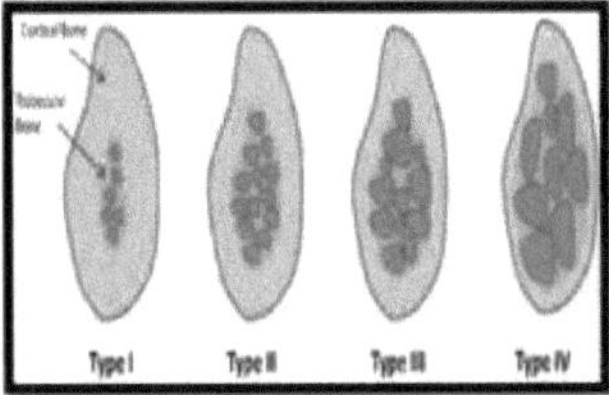

Fig.2.1 Classificação de Atwood Fig.2.2 Classificação de Lekohlm e Zarb

III. Classificação de Misch

- DI-Osso cortical denso.
- D2- Osso cortical espesso, denso a poroso, na crista e osso trabecular cortical no interior.
- D3 - Osso cortical poroso fino na crista e osso trabecular fino no interior.
- D4- Osso trabecular fino.
- D5- Osso imaturo, não mineralizado.

IV. Classificação de Seibert (Fig.2.3)

- Defeito de classe I: perda bucolingual do contorno dos tecidos com uma altura apicocoronal normal.

- Defeito de classe II: Perda apicocoronal de tecido com contorno bucolingual normal.
- Defeito de classe III: Uma combinação de perda bucolingual e apicocoronal.

V. Classificação de acordo com o Colégio Americano de Dentistas

- Tipo I: Altura óssea residual igual ou superior a 21 mm, medida na altura vertical mínima da mandíbula.
- Tipo II: Altura óssea residual de 16-20 mm medida na altura vertical mínima da mandíbula.
- Tipo III: altura do osso alveolar residual de 11-15 mm medida na altura vertical mínima da mandíbula.
- Tipo IV: altura do osso alveolar residual igual ou inferior a 1 mm, medida na altura vertical mínima da mandíbula.

VI. Classificação de Cawood e Howell da reabsorção do rebordo maxilar: (Fig. 2.4)

- Classe I: Dentado
- Classe 11: Imediatamente após a extração
- Classe III: Forma de cumeeira bem arredondada, adequada em altura e largura
- Classe IV: Forma de cumeeira em forma de faca, adequada em altura e inadequada em largura
- Classe V: Forma de cumeeira plana, inadequada em altura e forma
- Classe VI: Forma de crista deprimida, com alguma perda basilar evidente

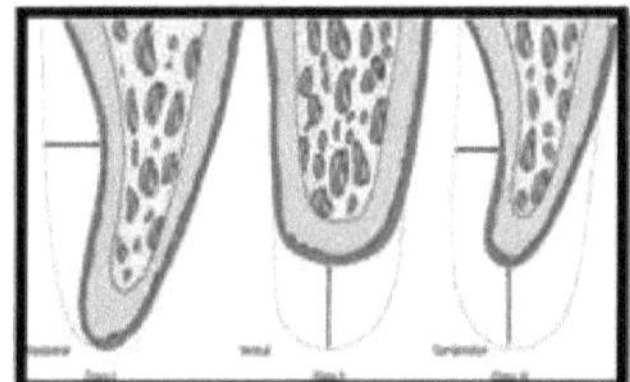

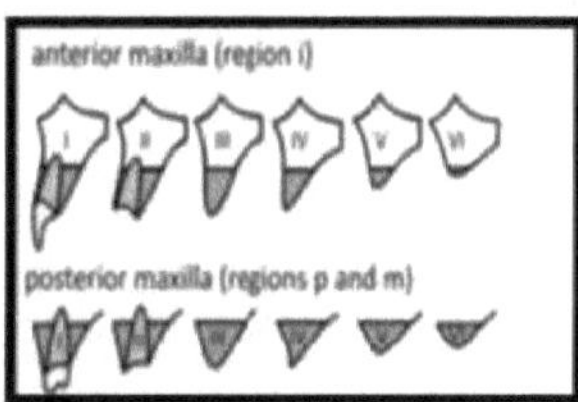

Fig.2.3 Classificação de Siebert Fig.2.

Apesar da ampla utilização das classificações ósseas acima mencionadas, seja no pré-operatório ou no pós-operatório, todas elas são essencialmente subjectivas e baseiam-se sobretudo na densidade óssea ou na perceção do cirurgião durante a perfuração da osteotomia do implante. Além disso, a classificação carece de informações quantitativas claras sobre a contribuição relativa de cada componente do rebordo, do componente ósseo cortical (placa vestibular/placa lingual/placa palatina) e do componente ósseo trabecular na anatomia do rebordo e, por conseguinte, do grupo de tipo ósseo. Além disso, as variações geométricas são objectivas, simples e fáceis de medir, ao passo que os mapas de densidade são muito mais delicados de interpretar e susceptíveis de serem enviesados devido a variações de método, tanto mais que se pretende determinar apenas evoluções locais subtis.

Posicionamento ideal do implante: Posicionamento faciopalatal

A carga excessiva da oclusão é conhecida como um fator patológico importante na falha do implante. A força aplicada ao implante varia consoante a relação posicional com um dente oposto em casos clínicos.

A. Angulação em função do tipo de prótese

1. Prótese FP-1 e FP-2

- Uma FP-1 é uma restauração fixa e parece ao paciente substituir apenas as coroas anatómicas dos dentes naturais em falta. Tem de haver uma perda mínima de tecidos duros e moles para fabricar este tipo de prótese.
- A FP-2 parece restaurar a coroa anatómica e uma parte da raiz do dente natural.
- <u>Cimentado (anterior):</u> A angulação ideal para um FP-1 ou FP-2 na região anterior é ligeiramente lingual em relação ao bordo incisal. Isto é vantajoso por duas razões. Em primeiro lugar, pode ser utilizado um pilar reto, que é esteticamente mais agradável e menos complexo em termos protéticos.

Quando é indicada uma prótese FP-l/FP-2, é necessária uma colocação precisa do implante com angulação vestibulolingual para obter um resultado estético ideal. Na região anterior, a posição ideal do implante permite a colocação de um pilar reto ligeiramente lingual ao bordo incisal da coroa final para uma prótese cimentada. As forças resultantes são concentradas ao longo do eixo longo do implante, minimizando as forças de cisalhamento prejudiciais. Para além disso, se alguma vez for necessário acesso para tratar o afrouxamento do parafuso, a coroa existente pode ser mantida, evitando que seja necessário fabricar uma nova coroa.

- Aparafusada (anterior): Para próteses aparafusadas na região anterior, o implante deve emergir dentro da área do cíngulo do dente anterior para que o orifício de acesso não afecte a estética da restauração. Se o implante for colocado demasiado facialmente, o orifício de acesso irá afetar a estética da restauração (ou seja, o orifício do parafuso atravessa a face da restauração). Se o implante for colocado demasiado para lingual, o contorno excessivo da coroa final pode resultar em problemas biomecânicos e possíveis interferências oclusais. (Fig.2.5)

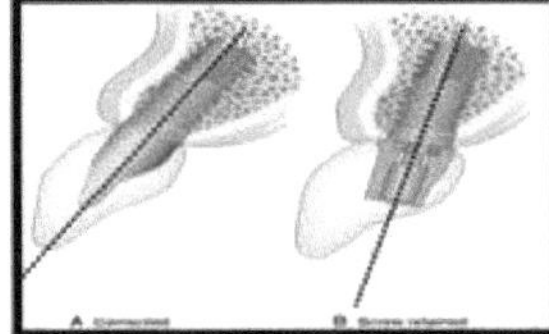
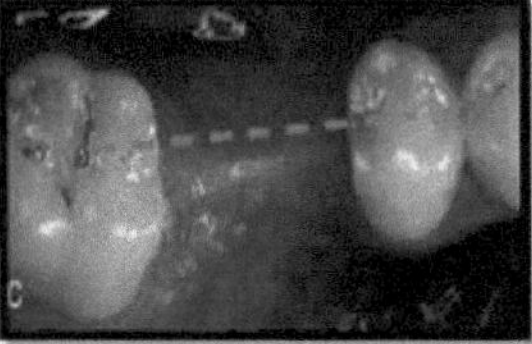

Fig 2.5 A. e B. Colocação ideal do implante para uma prótese cimentada e aparafusada na região anterior
Fig. 2.5 C. Colocação ideal do implante posterior em linha com a fossa central dos dentes adjacentes

- Região posterior (cimentada ou aparafusada): Na região posterior, o longo eixo do implante deve emergir dentro do centro aproximado (fossa central) da prótese para uma FP-1 ou FP-2 aparafusada ou cimentada. Isto permite que as forças oclusais sejam direcionadas idealmente ao longo do eixo longo do implante. (Fig.2.6).

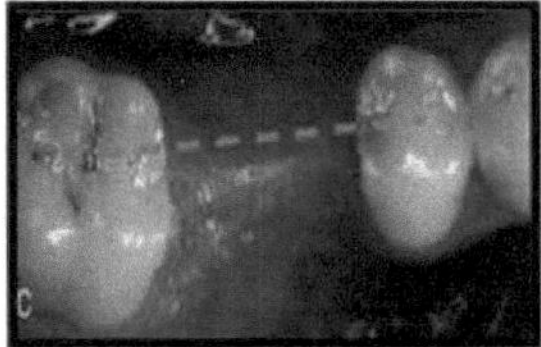
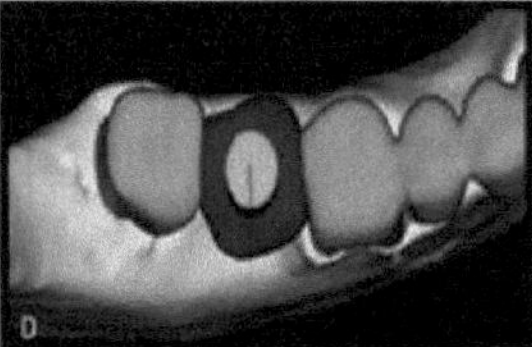

Fig.2.5 C. Colocação ideal do implante posterior em linha com a fossa central dos dentes adjacentes
Fig. 2.6 Colocação ideal do implante em linha com a fossa central dos dentes adjacentes'

2. Prótese FP-3

- A restauração fixa FP-3 parece substituir as coroas dos dentes naturais e tem materiais de restauração de cor rosa para substituir uma parte do tecido mole.
- Aparafusadas: Após avaliação da configuração articulada, forma da arcada, osso disponível e factores de força, as próteses FP-3 devem ser determinadas como aparafusadas ou cimentadas. Para as próteses aparafusadas, o posicionamento ideal deve ser ligeiramente lingual em relação aos dentes de dentadura/porcelana/zircónia para minimizar as fracturas dentárias e a delaminação na região anterior. Na parte posterior, o posicionamento do implante deve estar dentro da fossa central dos dentes da prótese.
- Cimento retido: Para restaurações cimentadas, o posicionamento do implante deve ser localizado

ligeiramente lingual ao bordo incisal na região anterior e na área da fossa central na região posterior. Se os factores de força forem uma preocupação, então a colocação ideal do implante é crucial para minimizar a sobrecarga biomecânica. No entanto, se os factores de força forem baixos, a colocação não ideal é menos problemática com as próteses retidas em cimento, porque a angulação do pilar pode ser modificada. (Fig. 2.7)

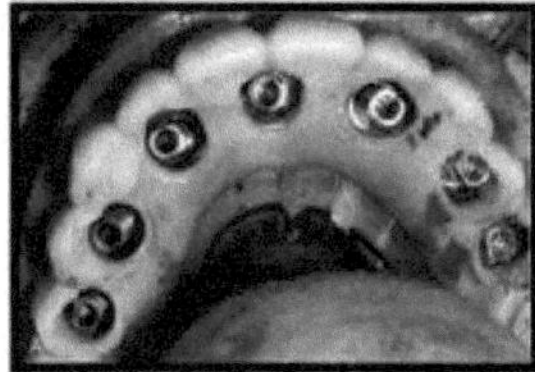

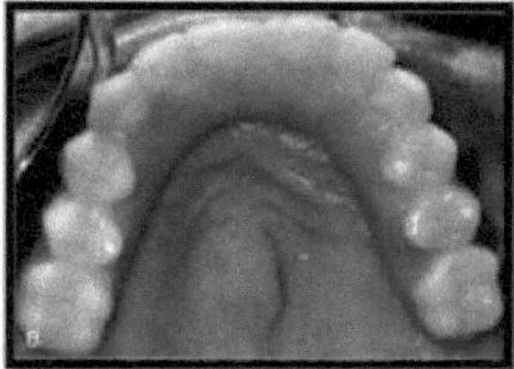

Fig.2.7. Posicionamento ideal do implante FP-3. Colocação imediata/posicionamento de carga e prótese final monolítica de zircónio

1. **Próteses RP-4 e RP-5**

- RP-4 é uma RP que é completamente suportada pelos implantes, ou por ambos, sem suporte de tecidos moles.
- O RP-5 é um RP com suporte de tecido mole (primário) e implante (secundário).
- A angulação faciopalatina para implantes colocados para próteses removíveis deve ser posicionada para emergir dentro do corpo da base da prótese. Isto é crucial para que os componentes (por exemplo, acessórios, barra) que são fixados ao implante não interfiram na configuração ideal dos dentes da prótese. O acrílico da prótese requer um mínimo de 2,0 mm de volume para força e forma de resistência para evitar fracturas e delaminação.

CAPÍTULO 2

PLANEAMENTO DO TRATAMENTO: UMA RESTAURAÇÃO PERSPECTIVA

Considerando todos os factores que podem afetar a estética e a funcionalidade da prótese, a reabilitação com implantes em pacientes edêntulos continua a ser uma das tarefas de restauração mais desafiantes.

Historicamente, as próteses completas têm sido o tratamento padrão para o edentulismo. De acordo com dados epidemiológicos, o número de adultos que necessitam de uma ou duas próteses aumentará de 35,4 milhões em 2000 para 37,0 milhões em 2020.[1] No entanto, os investigadores advertem que as suas projecções podem ser "significativamente conservadoras".[2] De acordo com estudos clínicos, as pessoas com próteses têm uma qualidade de vida apenas ligeiramente melhorada em comparação com as que recebem terapia com implantes. A dor, a má retenção, a rigidez e outros problemas com as dentaduras são as principais causas de infelicidade dos pacientes.[3]

Apesar do seu descontentamento, as próteses totais são frequentemente toleradas pelos pacientes. As explicações para este facto podem ser as seguintes

- Anatómica: Foram informados de que não são candidatos a implantes devido a seios nasais pneumatizados e a uma extensa reabsorção mandibular posterior.
- Custo
- Falta de formação: Não têm conhecimentos sobre implantes dentários e evitam ir ao dentista porque acreditam que não há nada que possa ser feito para os ajudar.

Muitos pacientes receberam sobredentaduras suportadas por implantes e mucosas devido a considerações financeiras.

Mas tanto no fabrico da prótese como na sua manutenção, os custos devem ser tidos em conta. As sobredentaduras parecem exigir mais manutenção após a inserção do que as equivalentes fixas. Se isto for verdade, pode questionar-se se existe uma boa razão financeira para escolher uma sobredentadura quando existe osso suficiente para suportar implantes para uma prótese fixa. O paciente deve ser informado de que as próteses removíveis sobre implantes requerem mais manutenção do que uma prótese fixa. O número de pacientes dentados com dentição terminal que os médicos vêem atualmente está a aumentar. Sem o trabalho de dentistas restauradores talentosos, estes pacientes teriam ficado desdentados há muito tempo.

Parecem ainda existir inúmeras razões para os pacientes resistirem à terapia com implantes dentários, apesar do número crescente de pacientes edêntulos ou em vias de o serem.

Estas explicações podem consistir no seguinte:

- A apreensão de colocar um dispositivo amovível durante o período de transição.
- A ideia de que o tratamento proposto é inesperado e demorado.
- O custo das viagens necessárias.
- O medo do desconforto.

Os pacientes têm agora opções e, nas circunstâncias corretas, a reabilitação total pode ser conseguida com apenas quatro implantes por arcada. A possibilidade de evitar procedimentos de enxerto dispendiosos e o número reduzido de implantes são as principais vantagens do procedimento, o que acaba por conduzir a uma maior aceitação por parte dos pacientes e ao tratamento de mais pacientes. Atualmente, são poucos os pacientes que podem pagar reabilitações extensas com seis a oito implantes, pelo que o procedimento All-on-4 ou sem enxertos está a tornar-se cada vez mais popular como a opção preferida para o tratamento de pacientes com falta total ou parcial de dentes.

Aquando da reabilitação de pacientes, os critérios de decisão exigem que o clínico escolha se uma prótese fixa ou uma prótese removível seria mais adequada. Os parâmetros dentários que devem ser examinados são descritos por Zitzmann, Mannello,[4] Jivraj,[5] e outros. Antes de considerar todos os critérios de diagnóstico, não se deve prometer a um paciente uma restauração fixa

Antes de escolher o tipo de prótese mais adequado para o paciente, devem ser avaliados vários parâmetros de diagnóstico. (Fig.3.1) O planeamento do tratamento restaurador deve ter em conta os seguintes factores:

1. A colocação dos bordos incisais mandibulares e maxilares
2. Espaço de restauração
3. Suporte labial
4. Comprimento dos lábios e linha do sorriso
5. Surgimento e contornos
6. Contacto com tecidos
7. Oclusão

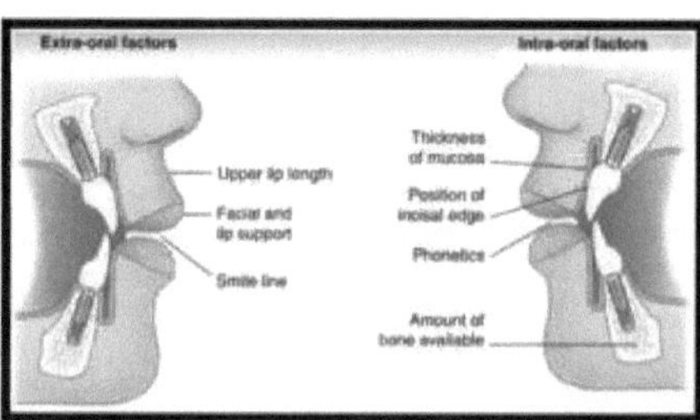

Fig. 3.1 Factores que devem ser considerados antes de decidir sobre uma reabilitação com implantes fixos vs. removíveis

3.1 Posicionamento do bordo incisal maxilar e mandibular

São utilizados factores estéticos e fonéticos para determinar a localização do bordo incisal maxilar. De acordo com a sabedoria convencional, a borda incisal deve contactar o bordo vermelhão do lábio inferior quando o paciente faz o som "F". O comprimento dos incisivos centrais é estabelecido uma vez que a posição da borda incisal tenha sido estabelecida. Os incisivos centrais têm em média 10,5 mm de comprimento, mas pacientes idosos com recessão gengival podem ter dentes mais longos.[6] A posição da inclinação axial do incisivo central deve ser escolhida para apoiar adequadamente o lábio superior.[7]

Uma vez estabelecidos o comprimento da coroa, a angulação e a forma coronal, é necessário medir a distância entre a coroa cervical e o resíduo para verificar se existe espaço suficiente para a restauração esperada. É necessário reposicionar a borda incisal mais apicalmente como parte do tratamento, porque a borda incisal maxilar é frequentemente sobre-erupcionada. (Fig. 3.2)

Para uma restauração fixa, a coroa clínica deve idealmente terminar ao nível dos tecidos moles do rebordo alveolar; neste caso, terá havido uma reabsorção mínima, o espaço inter-arcos será favorável e a relação dente-lábio será óptima.

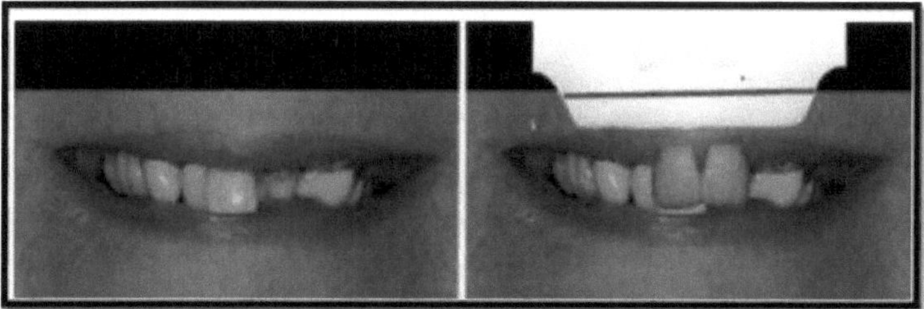

Fig. 3.2 O reposicionamento do bordo incisal mais apicalmente terá um impacto na colocação do implante. No caso deste paciente, será necessário efetuar uma alveolectomia antes da colocação do implante.

Para uma restauração fixa, a coroa clínica deve idealmente terminar ao nível dos tecidos moles do rebordo alveolar; neste caso, terá havido uma reabsorção mínima, o espaço interarcos será favorável e a relação dente-lábio será óptima.

A posição do bordo incisal mandibular deve ser cuidadosamente avaliada. O bordo incisal mandibular não se encontra frequentemente no local correto em doentes a quem faltam dentes posteriores e que foram identificados como tendo falta de suporte posterior. Se a arcada maxilar estiver a ser examinada para restaurações suportadas por implantes, o médico deve determinar se deve remodelar, reposicionar ou restaurar. De acordo com as recomendações protéticas padrão, o bordo incisal mandibular deve ser posicionado entre 0,5 e 1,0 mm acima do lábio inferior. Os pontos de referência anatómicos, como a almofada retromolar, também podem fornecer instruções para o plano oclusal mandibular inferior.

3.2 Espaço de restauração

O erro mais frequente cometido quando se projectam restaurações de arcada completa é não ter espaço suficiente para a restauração. O espaço inadequado faz com que a restauração falhe precocemente ou força o plano de tratamento a mudar de uma restauração para outra de modo a criar mais espaço.

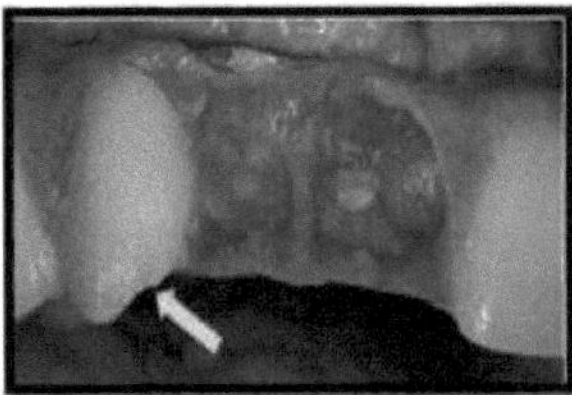

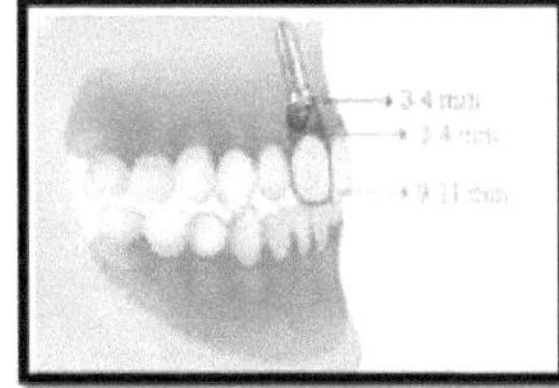

Fig. 3.3 Um espaço de restauração inadequado pode resultar na fratura da restauração

Fig. 3.4 As restaurações à base de resina requerem 15-18 mm de espaço de restauração

Os vários estilos de restauração requerem tolerâncias dimensionais variadas de modo a acomodar designs adequados. Para determinar as restrições de espaço protético, são essenciais peças fundidas cuidadosamente montadas. As restrições de espaço devem ser tidas em conta de um ponto de vista prático. De acordo com o tipo de prótese no tratamento pretendido, é essencial um espaço de restauração adequado, e existem critérios. O desenho de uma prótese deve ter espaço suficiente para a maior parte dos materiais de restauração, permitindo ao mesmo tempo padrões higiénicos e esteticamente agradáveis. O restabelecimento da dimensão vertical de um paciente ou a alteração da oclusão oposta devem ser tidos em consideração se não houver muito espaço disponível.[8]

Para restaurações aparafusadas à base de cerâmica, o espaço necessário recomendado é de 10-13 mm; para restaurações à base de resina acrílica/titânio, o espaço necessário recomendado é de 14-16 mm. (Fig. 3.3 e 3.4)

3.3 Suporte labial

Se o apoio facial for insuficiente, o flange vestibular de uma restauração destacável fornece-o principalmente. A crista alveolar e as curvas cervicais da coroa dos dentes anteriores fornecem o suporte labial. A maxila anterior torna-se frequentemente redobrada à medida que a reabsorção da maxila edêntula progride craminal e medialmente.

A posição dos dentes anteriores é frequentemente anterior ao rebordo alveolar quando se examina uma configuração de diagnóstico com os dentes anteriores numa relação adequada com o lábio. O posicionamento ótimo dos dentes e do rebordo pode diferir, dependendo do grau de reabsorção. Isto resulta num desfasamento entre a posição esperada dos implantes em relação aos dentes. Para criar uma prótese que satisfaça os requisitos de um discurso eficaz, suporte labial, higiene, espaço suficiente para a língua e satisfação do paciente, esta disparidade deve ser tida em conta. (Fig. 3.5 e 3.6).

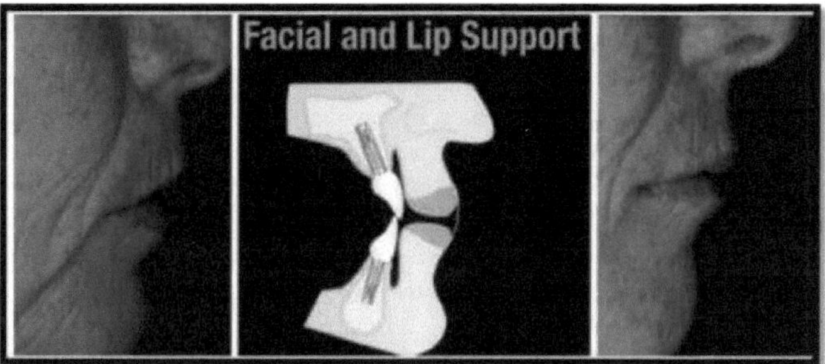

Fig. 3.5 Observar a vista de perfil do doente com a prótese para dentro e para fora pode dar ao médico uma indicação se o rebordo da prótese é necessário para o suporte labial

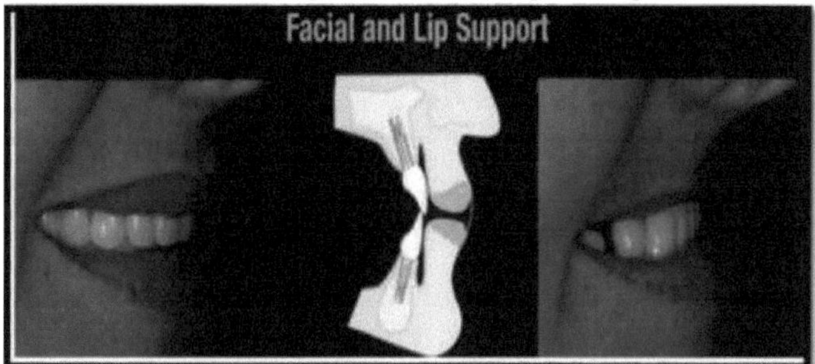

Fig. 3.6 Este doente tem uma falta óbvia de suporte labial com um perfil facial côncavo

Antes de decidir sobre a localização do implante, devem ser tidas em conta várias opções se a posição prevista dos dentes e do implante causar uma disparidade horizontal significativa. Se existir uma disparidade horizontal significativa, as alternativas incluem as seguintes:

(a) Sem redução óssea, formam-se contornos desfavoráveis na restauração, tornando extremamente difícil para o paciente manter a limpeza. Redução óssea e colocação de um implante mais profundo para permitir que os contornos da restauração satisfaçam os parâmetros de suporte labial e higiene. (Fig. 3.7)

(b) A maioria dos pacientes está apreensiva quanto à realização de uma osteotomia Lefort I.

(c) Criação de uma sobredentadura que é suportada por implantes e que utiliza uma flange amovível.

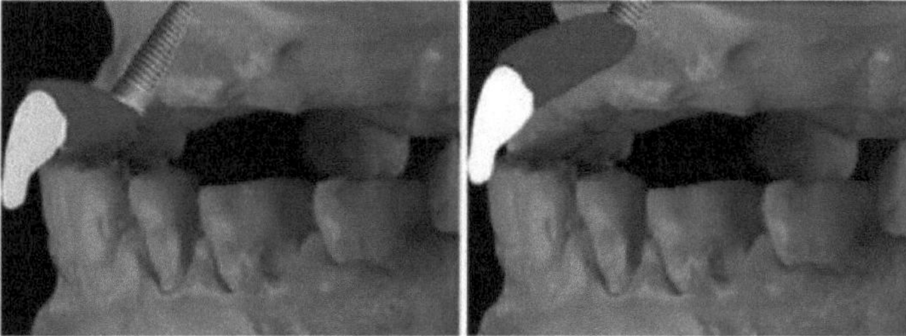

Fig. 3.7 Se um doente com um suporte labial inadequado solicitar uma restauração fixa, o médico deve avaliar se tal é possível. Por vezes, o osso tem de ser removido e o implante colocado mais acima para que a emergência da restauração possa começar mais acima

3.4 Linha do sorriso e comprimento dos lábios

É importante avaliar a forma como o lábio superior se move ao falar e ao sorrir. De acordo com Tjan et al., o sorriso médio tem o lábio superior posicionado de forma a que 75-100% dos incisivos maxilares e a gengiva interproximal sejam visíveis. Uma linha de sorriso baixa exibe menos de 75% dos dentes anteriores superiores, enquanto uma linha de sorriso alta expõe mais gengiva. A posição dos dentes anteriores superiores é influenciada pelo comprimento do lábio, que é outro fator que deve ser considerado. Os dentes anteriores maxilares serão visíveis num paciente com um lábio superior curto, enquanto os dentes anteriores são frequentemente escondidos num paciente com um lábio superior comprido. (Fig. 3.8)

A exibição gengival excessiva pode ser encontrada em pacientes dentados com dentição terminal. As seguintes, entre outras, são algumas das causas da exibição gengival excessiva:

1. Excesso vertical do maxilar
2. Um lábio superior fino
3. Um lábio superior rígido
4. Extrusão molar
5. Uma erupção passiva que está atrasada.
6. Diferentes etiologias[9].

Com e sem a prótese colocada, os edêntulos devem ser convidados a sorrir (Figs. 3.9 e 3.10).

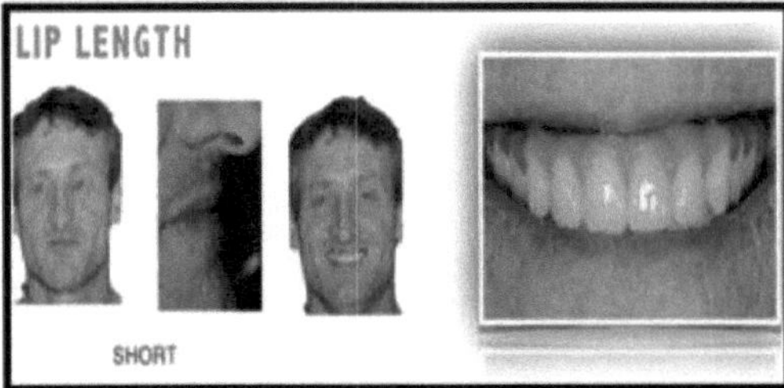

Fig.3.8 Um lábio curto constitui um desafio. A zona de transição pode ser visível

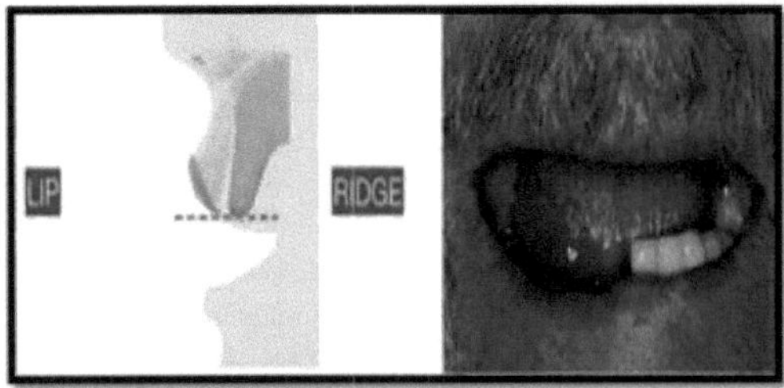

Fig. 3.9 Para um doente edêntulo, a prótese é removida e pede-se ao doente que sorria sem a prótese no sítio; o rebordo não deve ser visível

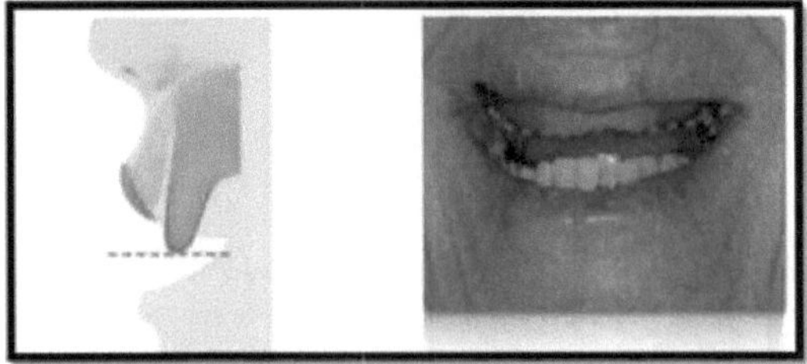

Fig. 3.10 Se o rebordo for visível, pode ser necessária uma alveolectomia para ocultar a zona de transição, dependendo do tipo de restauração a ser fabricada

A ligação entre a restauração e o complexo gengival será aparente e terá um impacto estético se a crista do rebordo alveolar for exibida ao sorrir, o que pode tornar a estética muito difícil. É possível colocar restaurações metalo-cerâmicas tradicionais ou restaurações à base de zircónia suportadas por implantes e desenvolver o tecido mole pré-existente para melhorar a estética se o paciente tiver uma reabsorção baixa.

A exibição do rebordo alveolar irá, no entanto, diminuir a estética de uma prótese suportada por implantes (prótese híbrida/perfil). A alveolectomia, como parte de um regime preventivo, deve ser tida em conta antes da colocação de implantes em circunstâncias como esta. Se a alveolectomia não for efectuada, a zona de transição aparecerá no resultado da restauração, o que, em última análise, é muito difícil de recuar.

3.5 Contornos e emergência

Os contornos das reparações devem ser planeados desde o início. O perfil emergente das restaurações quando saem da margem gengival deve ser reto. A alveolectomia é frequentemente necessária para criar espaço suficiente para isso.[10] Esta área é necessária para que o dentista restaurador desenvolva mecânica, estética e limpeza suficientes. Através do uso de um guia de redução óssea, o cirurgião deve ser informado da necessidade de criar este espaço, e é dever do cirurgião fazê-lo [12]. Um mito sobre os procedimentos sem enxertos é que eles sempre exigem uma reabsorção óssea substancial. A redução óssea deve ser justificada, e apenas a menor quantidade de osso deve ser removida para satisfazer as necessidades de colocação do implante e a criação de uma reparação biomecanicamente sólida.[11]

As razões para reduzir o osso incluem, mas não se limitam a:

1. Ter largura bucolingual suficiente para implantes
2. Amplo espaço para a higiene
3. Espaço suficiente para a biomecânica da restauração
4. Espaço suficiente para o doente limpar a parte de baixo
5. Cobrir a zona de transição
6. Melhorar a emergência da restauração (Figs. 3.11 e 3.12)

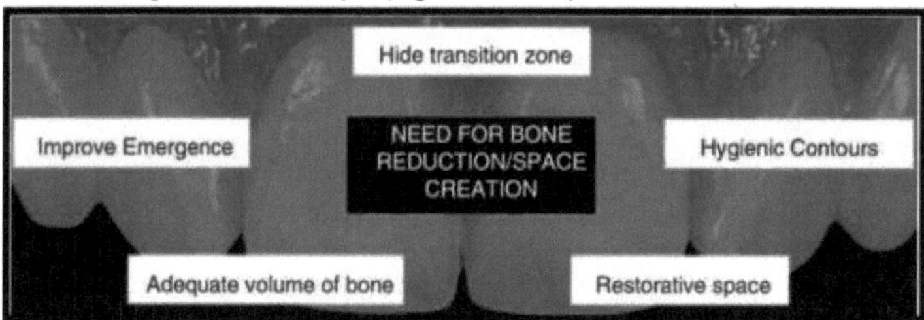

Fig. 3.11 Não é necessário efetuar uma redução óssea aleatória; tem de haver uma razão específica para a alveolectomia

As razões para reduzir o osso incluem, mas não se limitam a:

1. Ter largura bucolingual suficiente para implantes
2. Amplo espaço para a higiene
3. Espaço suficiente para a biomecânica da restauração
4. Espaço suficiente para o doente limpar a parte de baixo
5. Cobrir a zona de transição
6. Melhorar a emergência da restauração (Figs. 3.11 e 3.12)

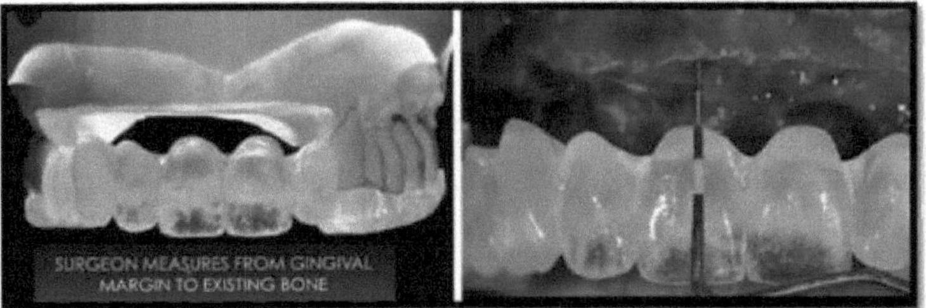

Fig. 3.12 Uma guia de redução óssea deve ser estável e ter um ponto de referência a partir do qual o cirurgião possa medir

3.6 Contacto adequado com os tecidos

O provisório é essencial para o sucesso da restauração final, tal como em qualquer área da medicina dentária restauradora. A comunicação da estética e da fonética é crucial do ponto de vista do paciente. A biomecânica, a oclusão e a facilidade de limpeza são as principais questões que preocupam os clínicos. O objetivo da prótese híbrida inicial era oferecer um design "high water". A principal razão para o fazer era promover uma boa higiene dentária. Atualmente, com este tipo de desenho, os pacientes queixam-se frequentemente de aprisionamento de alimentos. A prótese de carga instantânea deve cumprir os seguintes requisitos:

(a) Diminui o aprisionamento de alimentos: A provisão acrílica deve ser recolocada três meses após a cicatrização da ferida, para que comprima a superfície do tecido e a torne côncava, permitindo uma superfície de restauração convexa.

(b) Ao criar o tecido como descrito acima, proporciona contornos que podem ser limpos.

(c) Elimina as deficiências da fala: Os componentes palatinos da prótese maxilar estão relacionados com os sons t e d, e esta área pode ser alterada para ter isso em conta. O espaço de fala mais próximo é utilizado para criar o som "S", pelo que este também deve ser fixado na prótese provisória antes de se avançar para a restauração definitiva.

(d) O contacto com os tecidos deve ser estreito, mas ainda assim permitir medidas de higiene oral.

(e) O tecido deve ter uma superfície altamente polida.

3.7 Oclusão

Neste capítulo, a oclusão refere-se à oclusão na restauração provisória de carga instantânea. A oclusão da prótese definitiva será abordada num capítulo posterior. Não existem citações na literatura que mencionem a superioridade de um tipo de dente sobre outro, de um esquema oclusal sobre outro, ou a preferência dos pacientes por um esquema oclusal sobre outro em relação à oclusão. Infelizmente, o médico não pode estabelecer o plano oclusal para a prótese provisória de carga imediata sem a utilização de ensaios clínicos controlados e aleatórios. A maioria dos esquemas oclusais baseia-se na biomecânica e na distribuição das forças oclusais por regiões que provavelmente as podem suportar (Figs. 3.13, 3.14 e 3.15).

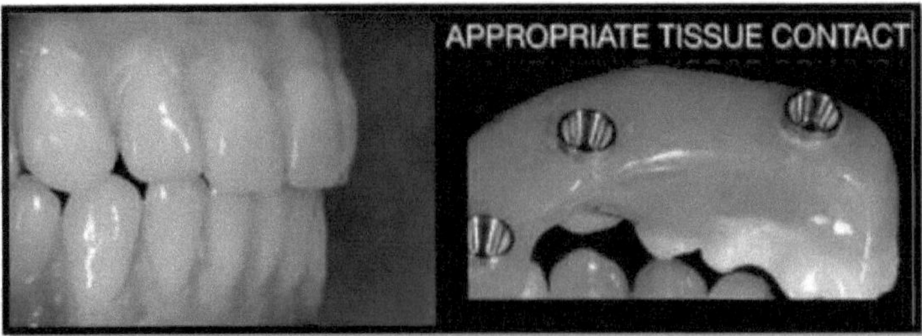

Fig. 3.13 A superfície inferior das restaurações provisórias de carga imediata deve ser convexa e

altamente polida

As recomendações clínicas para o desenvolvimento de bloqueios podem incluir, mas não se limitam a

(a) Ampla cobertura de implantes AP

(b) Sobreposição vertical mínima

(c) Contacto simultâneo dos dois lados

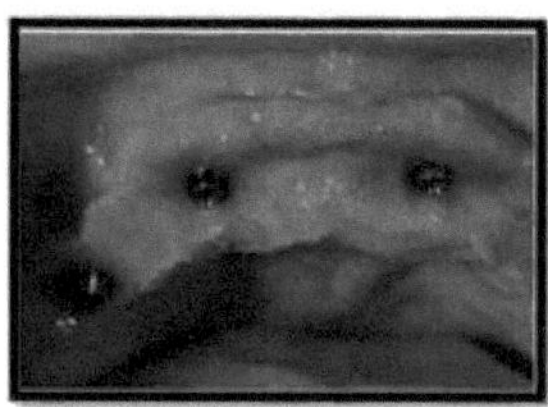

Fig. 3.14 A restauração provisória deve ser utilizada para moldar o tecido ao longo do tempo. Quando o médico faz uma impressão, a superfície do tecido deve ser côncava para que a superfície da restauração possa ser convexa

1. superfície inferior convexa, 2. altamente polida, 3. compressão de tecidos, 4. tecido mole esculpido

(d) Sem obstáculos à excursão lateral

(e) Estabilização da arcada cruzada utilizando uma prótese acrílica com retenção passiva de parafusos que é suficientemente robusta para suportar tensões oclusais sem fraturar.

(f) não é um cantilever

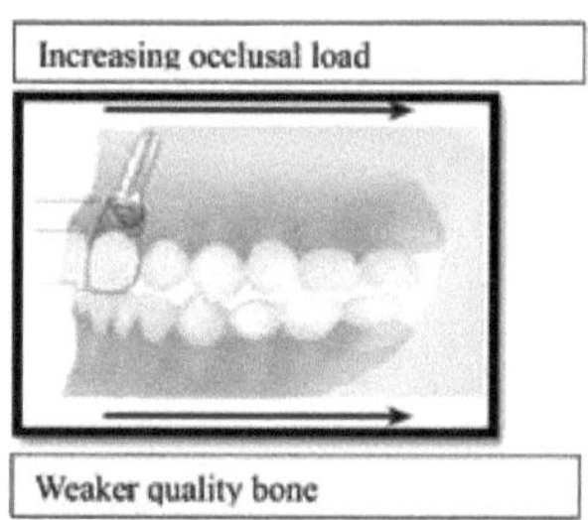

Aumento da carga oclusal

Fig 3.15 Requisitos de distribuição de forças do restauro transitório da carga imediata

1. Boa distribuição AP dos implantes, 2. Sem contactos prematuros, 3. Sem interferências na excursão lateral, 4. Contacto de canino a canino, arrastamento do shimstock posterior ao canino (situações de arcada completa), 5. Estabilização da arcada cruzada com prótese acrílica aparafusada sem cantilevers na prótese de carga imediata

(a) Ampla cobertura de implantes AP

(b) Sobreposição vertical mínima

(c) Contacto simultâneo dos dois lados

(d) Sem obstáculos à excursão lateral

(e) Estabilização da arcada cruzada utilizando uma prótese acrílica com retenção passiva de parafusos que é suficientemente robusta para suportar tensões oclusais sem fraturar.

(f) não é um cantilever

(g) Apenas interações oclusais de canino a canino com arrastamento de shimstock nos dentes posteriores. A justificação desta estratégia baseia-se nas forças oclusais e na qualidade óssea. A qualidade óssea mais fraca rodeia os implantes posteriores. As forças oclusais tornam-se mais elevadas à medida que nos deslocamos para trás na boca. O objetivo é salvaguardar os implantes no osso de menor qualidade, que está a sofrer as maiores tensões oclusais. Se for necessário criar uma rampa no lado palatino dos dentes anteriores, deve ser utilizada resina acrílica polimerizada a frio para efetuar a tarefa.

O acima mencionado não será possível se o paciente tiver uma ligação incisiva significativa de classe 2, neste caso os contactos oclusais estão distribuídos uniformemente por toda a arcada.

É substancialmente mais difícil obter resultados de sucesso com tratamentos sem enxertos do que com restaurações tradicionais. Um diagnóstico preciso e um planeamento cuidadoso do tratamento são essenciais para um resultado positivo. Não só em termos de desenhos, materiais e superfícies, mas também em termos clínicos e técnicos administração, os conceitos de implantes sofreram uma grande transformação. O médico pode planear melhor os resultados da terapia com implantes quando tem uma melhor compreensão dos protocolos cirúrgicos e de restauração.

CAPÍTULO 3

PLANEAMENTO DO TRATAMENTO: CIRURGIA GUIADA

As pessoas que usam dentaduras melhoraram apenas ligeiramente a sua qualidade de vida, ao passo que as pessoas que fizeram terapia com implantes melhoraram significativamente a sua funcionalidade. Os pacientes que usam dentaduras completas queixam-se frequentemente de desconforto, pontos doridos, dentaduras instáveis e dificuldade em engolir. Quando a reabsorção é extensa, existe também uma falta de retenção.[12]

Os pacientes que têm dentições terminais procuram restaurações fixas totalmente suportadas por implantes como opção de tratamento. A apresentação de dentes espalhados e supra-erupcionados é frequentemente o resultado desse diagnóstico. Essas duas ocorrências podem ser patogênicas ou fisiológicas, e ambas envolvem compensação dentoalveolar. A falta de espaço para restauração é frequentemente o resultado dessas alterações. De acordo com o tipo de prótese a ser projetada, os requisitos de espaço restaurador suficiente devem ser seguidos no tratamento.[13]

A estratégia de tratamento implica frequentemente a remoção de dentes sem esperança, uma alveolectomia para criar espaço para uma restauração e a colocação de implantes. Para dar ao paciente dentes permanentes estáveis, é efectuada de seguida uma restauração rápida utilizando uma restauração provisória.[14]

A redução óssea ou a formação de espaços tem de ter um objetivo e não deve ser feita ao acaso. Para obter os resultados desejados, o médico deve remover o mínimo de osso possível.

As seguintes justificações para a redução óssea:

1. Esconder a zona de transição
2. Reforçar o perfil de emergência da restauração
3. Verificar se existe osso suficiente para a colocação dos implantes.
4. Conceber formas sanitárias
5. Dar espaço suficiente para a cura

A quantidade exacta de redução óssea ou formação de espaço é necessária.

Os seguintes requisitos devem ser cumpridos por qualquer guia de redução óssea:

1. Deve ser firme
2. Necessidade de ser simples de utilizar
3. Deve existir um local de referência a partir do qual o cirurgião possa efetuar medições.

Existem vários guias disponíveis, incluindo:

1. Suportado por um dente.
2. Mucosa suportada - A instabilidade deste tipo de guia é um dos seus principais inconvenientes.
3. Suporte ósseo - A guia é estabilizada com pinos de ancoragem[13].

É essencial posicionar o corpo do implante de forma óptima através da colocação protética, para além de conseguir uma redução óssea adequada.[16]

4.1 Procedimentos de diagnóstico

Em termos de prótese dentária, devem ser tidos em conta os sete factores de diagnóstico seguintes:

1. 1 Colocação do bordo incisal
2. Um espaço de cura
3. Suporte labial
4. Comprimento da linha do sorriso e dos lábios
5. Perfil de contorno e emergência
6. Contacto com os tecidos
7. Oclusão

É necessário um trabalho cirúrgico e protético exaustivo. Seguem-se apenas alguns exemplos de registos digitais específicos para o paciente desdentado:

1. Imagens clínicas digitais para transmitir a anatomia facial do paciente em relação à sua dentição atual, oclusão, posição da arcada e cor dos dentes. Além disso, são utilizadas para criar um arco facial

digital e um plano de tratamento orientado para a face.
2. Utilizando um material de polivinilsiloxano na posição intercuspídea máxima, mordida oclusal registo.
3. Obtenção de impressões manuais ou intra-orais em arco de queda com material PVS.
4. CBCT com registo de mordida no paciente.
5. Formulário digital em linha, CBCT (dicom) e fotografia (STL) carregados para o laboratório.

4.2 Fases do protocolo

4.2.1 Registos digitais

Para iniciar um caso para este protocolo protético totalmente guiado, são necessários cinco itens registados. Além disso, é criado um arco facial digital e um plano de tratamento orientado para a face utilizando as fotografias. Em segundo lugar, o paciente é colocado na posição intercuspídea máxima e é efectuado um registo da mordida oclusal utilizando material de moldagem. De seguida, as impressões da arcada completa são criadas manualmente com material PVS ou utilizando um scanner intra-oral. O paciente é digitalizado no dispositivo de CBCT usando o registo de mordida uma quarta vez. Por fim, é preenchido o boletim digital online do laboratório dentário.

4.2.2 Reconstrução anatómica específica do doente e fusão de imagens (PSARIF)

Os profissionais de medicina dentária podem ser capazes de conceber planos de tratamento orientados para a face e cirurgia guiada num ambiente tridimensional através da utilização de ferramentas de software robustas em cirurgia estética e reconstrutiva. É utilizado um seamier intra-oral para registar a anatomia particular dos dentes e dos tecidos moles do paciente, ou são digitalizados modelos em pedra de uma impressão PVS tradicional utilizando um scanner de secretária. A estrutura óssea tridimensional subjacente do exame CBCT é então combinada com este conjunto de dados tridimensionais digitais, criando um conjunto de dados tridimensionais completo e específico do doente de relações duras e biomecânicas e lançando as bases para um planeamento tridimensional preciso.

4.2.3 Trabalho virtual interdisciplinar orientado por software

Com base no conjunto digital de fotografias clínicas tiradas na consulta n.º 1, os conjuntos de dados 3D fundidos do paciente são então preparados para o planeamento protético e cirúrgico. A estratégia de tratamento é então discutida exaustivamente durante uma reunião online com o dentista restaurador, o cirurgião e o técnico de laboratório. Antes desta reunião, o cirurgião terá efectuado uma avaliação clínica completa e uma avaliação de diagnóstico digital sequencial baseada em CBCT. Entre os princípios do tratamento orientado para a face estão os seguintes: (1) linha média facial e dentária; (2) plano oclusal; (3) VDO; (4) factores de força; (5) elementos de cantilever; (6) propagação A-P; (7) volume e densidade óssea; (8) seleção e colocação de implantes e pilares; (9) orifícios de acesso aos parafusos; (10) trajetória de inserção da prótese; e (11) redução óssea; e (12) discussão de materiais protéticos provisórios e finais e sua implementação virtual.

O plano de tratamento digital específico do paciente é então colocado em ordem, juntamente com todos os implantes, pilares e outros componentes necessários (Fig. 4.1).[17]

4.2.4 Fabrico: Fresagem e prototipagem rápida do aparelho

Os conjuntos de dados finalizados são produzidos utilizando equipamento de fabrico aditivo e subtrativo após a sessão de planeamento ter terminado. Uma barra de suporte é fresada a partir de titânio de qualidade médica e o corpo do provisório é feito de PMMA monolítico. No laboratório de prótese dentária, todos os componentes são fabricados, verificados e montados para um ajuste perfeito, acabamento e trabalho artesanal.[18]

4.2.5 Validação laboratorial

Para garantir que a osteotomia e cada local de osteotomia são planeados com precisão, todas as partes, peças e próteses acabadas são produzidas de acordo com os relatórios cirúrgicos e validadas pela equipa de controlo de qualidade, utilizando técnicas de cirurgia em modelo seco criadas pela nScqucnce® Guided ProstheticsTM. Em modelos de pacientes secos, o relatório cirúrgico é replicado (Fig. 4.2). Estes passos são necessários para verificar se o resultado final corresponde ao trabalho digital realizado no software de planeamento de implantes no fluxo de trabalho cirúrgico e protético. Este procedimento tem como objetivo eliminar qualquer margem para especulação.

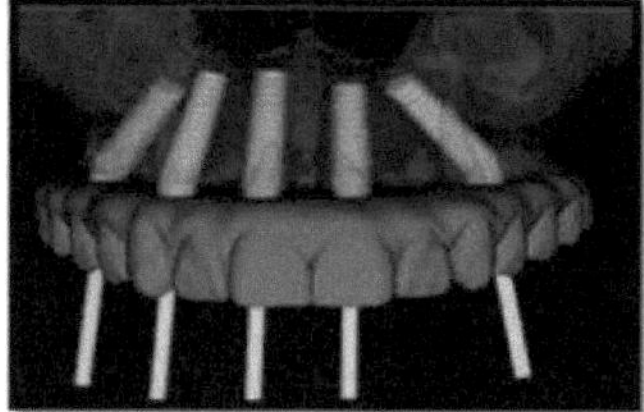

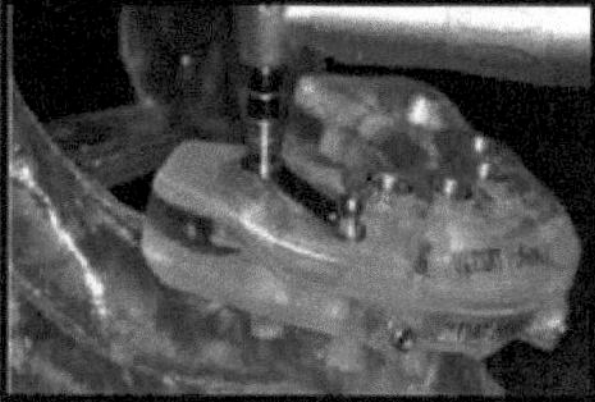

Fig. 4.1 Planeamento virtual de próteses e implantes

Fig. 4.2 Cirurgia em modelo seco

4.2.6 Cirurgia e inserção

A validação do registo inicial da mordida oclusal é o primeiro passo na técnica cirúrgica. Antes de colocar o paciente a dormir, é feita uma tala transparente para verificar a mordida e é testada na boca (Fig. 4.3). O tecido é refletido depois de a mordida original ter verificada, expondo os dentes e o osso aos limites que foram decididos durante a sessão de planeamento virtual. Depois de os dentes serem removidos, são utilizados pinos de ancoragem para fixar a guia nScquence® bone foundationTM no local. Utiliza-se um índice de mordida e a arcada oposta para confirmar a localização exacta da guia de base óssea antes da fixação do pino (Fig. 4.4). A ostectomia pretendida é então terminada até ao nível da guia, depois de os suportes da guia terem sido removidos. O osso está agora preparado para receber os implantes. A guia de base óssea é indexada com um pino na guia cirúrgica. As osteotomias para colocação de implantes são então concluídas utilizando a sequência de perfuração cirúrgica correta.

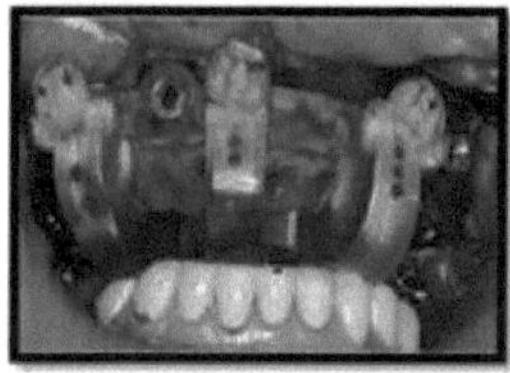

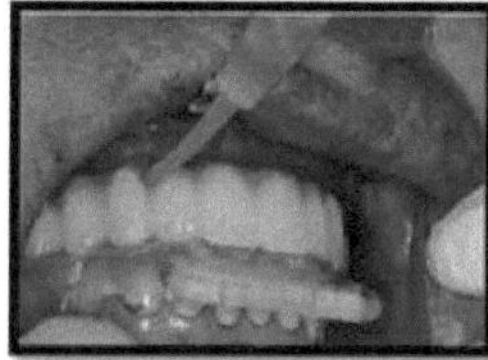

Fig. 4.3 Assentamento da guia de fundação óssea

Fig. 4.4 Fixação da ponte PMMA maxilar aos cilindros provisórios

O osso está agora preparado para receber os implantes. A guia da base óssea é indexada com um pino na guia cirúrgica. As osteotomias para a colocação do implante são então concluídas utilizando a sequência de perfuração cirúrgica correta. De seguida, os implantes são carregados nos suportes de cirurgia guiada e inseridos através da guia na trajetória, profundidade e rotação predeterminadas. Os pilares transmucosos são posicionados ao lado de cilindros temporários pré-cortados após a remoção dos suportes de implantes e da guia cirúrgica. De acordo com as avaliações digitais e clínicas, estes pilares de várias unidades foram pré-selecionados em termos de altura e angulação. A prótese é posicionada para assegurar o posicionamento e a angulação corretos após a colocação de cada um deles. Além disso, para um ajuste adequado com as coifas, a dimensão horizontal foi pré-cortada para corrigir a dimensão horizontal. Para posicionar a prótese na relação vertical e cêntrica correta e para manter a altura predeterminada do tecido, é colocada uma junta de silicone na guia da base óssea. Em vez de um dique de borracha, isto evita que a prótese bloqueie. A prótese provisória de longa duração (LTP) é então colocada sobre os cilindros provisórios com uma guia oclusal transparente para bloquear a posição oclusal durante todo o processo de recolha. A LTP é então revestida com uma fina camada de vaselina. O paciente é instruído a morder o registo oclusal e o material compósito fluido é colocado nos orifícios faciais e vestibulares para fixar a prótese aos cilindros temporários (Fig. 4.5). Depois disso, o compósito é fotopolimerizado. Devido ao planeamento meticuloso dos implantes em relação à LTP acabada, não é necessária qualquer conversão. Depois de ser removida dos pilares multi-unit, a ponte é contornada com acrílico fora da boca (Fig. 4.6). É utilizada uma sutura de Vicryl 4-0 para fechar os tecidos moles. Devido à precisão do planeamento prévio e das guias, este passo demora muito pouco tempo.[19 20]

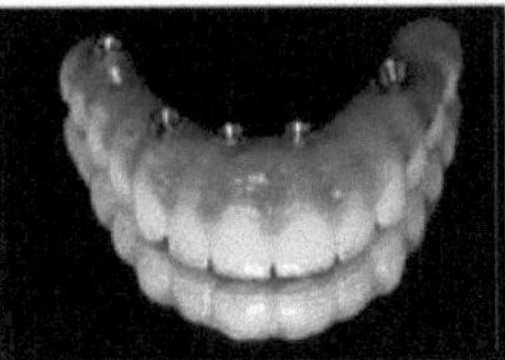

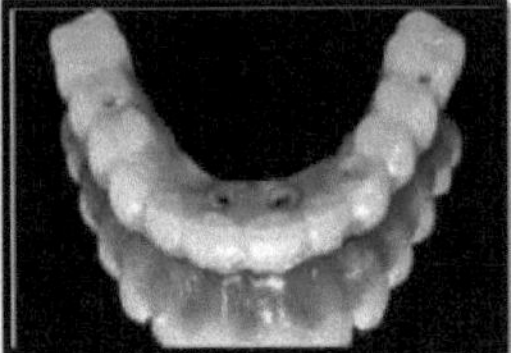

Fig. 4.5 Cilindros temporários apanhados na ponte de PMMA com refinamento

Fig. 4.6 Ponte provisória PMMA acabada (vista oclusal)

4.2.7 Limpar recolha duplicada

O passo seguinte consiste em repetir o procedimento de recolha utilizando uma cópia limpa da LTP e um novo conjunto de coifas provisórias. O duplicado transparente é utilizado para traduzir a posição estética e ortodôntica da LTP, registar os implantes dentários ao nível do pilar e manter a relação vertical e cêntrica do paciente. No momento da cirurgia de implantes e da provisionalização, as marcações necessárias para uma moldagem ao nível do pilar da moldeira aberta, o gabarito de verificação, o bloco de mordida e a prova em cera são substituídas pelas marcações para o duplicado transparente. O técnico do laboratório de prótese dentária pode então preparar um novo molde mestre de tecidos moles ao nível do pilar utilizando análogos de laboratório ao nível do pilar e o mesmo registo de mordida utilizado para recolher o duplicado transparente na boca para remontar a arcada dentária à arcada oposta no articulador original depois de utilizar o duplicado transparente para recolher o segundo conjunto de cilindros temporários pré-cortados. Isto permite ao laboratório dentário avançar com a fresagem final da barra de titânio e uma prova em cera com os dentes. Também permite que o laboratório dentário avance para a prótese final.

O passo seguinte consiste em repetir o procedimento de recolha utilizando uma cópia limpa da LTP e um novo conjunto de coifas provisórias. O duplicado transparente é utilizado para traduzir a posição estética e ortodôntica da LTP, registar os implantes dentários ao nível do pilar e manter a relação vertical e cêntrica do paciente. Aquando da cirurgia de implantes e da provisionalização, as marcações necessárias para uma impressão ao nível do pilar da moldeira aberta, gabarito de verificação, bloco de mordida e prova em cera são substituídas pelas marcações para o duplicado transparente. O técnico do laboratório de prótese dentária pode então preparar um novo molde mestre de tecidos moles ao nível do pilar utilizando análogos de laboratório ao nível do pilar e o mesmo registo de mordida utilizado para recolher o duplicado transparente na boca para remontar a arcada dentária à arcada oposta no articulador original depois de utilizar o duplicado transparente para recolher o segundo conjunto de cilindros temporários pré-cortados. Isto permite ao laboratório dentário avançar com a fresagem final da barra de titânio e uma prova em cera com os dentes. Também permite que o laboratório dentário avance para a prótese final.

4.2.8 Gestão oclusal

A provisionalização e a colocação imediata de implantes apresentam o risco de carga prematura, o que pode impedir a osteointegração. Para ajudar a distribuir as forças oclusais de forma igual pela forma da arcada, os contactos oclusais LTP podem ser ajustados à arcada oposta e resultarão num contacto bilateral simultâneo e na função de grupo em movimentos excêntricos.

4.2.9 Prova final de cera da prótese com dentes de dentadura e barra fresada de titânio

Não é necessária uma impressão convencional ao nível do pilar quando se utiliza o protocolo de duplicado transparente durante a cirurgia de implante da fase 1 (Fig. 4.7). O ajuste final, a função, a fonética, a estética e os contornos dos tecidos são agora examinados e registados.

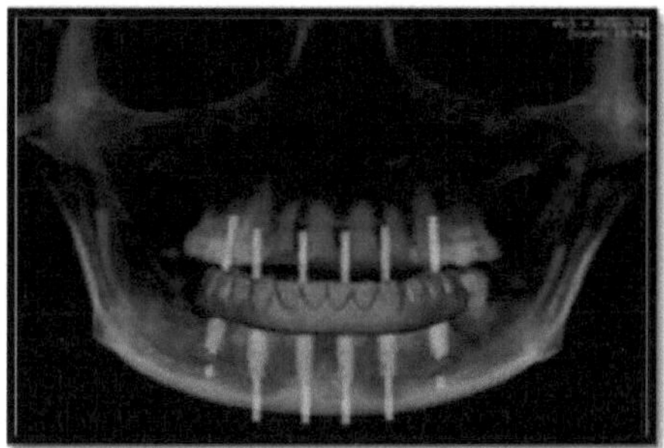

Fig. 4.7 Plano de tratamento mandibular virtual com seis implantes planeados

4.2.10 Entrega final da prótese'

Nesta consulta, a prótese definitiva é entregue ao paciente. Para além de outros desenhos e materiais protéticos, pode ser feita de zircónia fresada ou de dentes de dentadura e acrílico sobre uma barra de titânio fresada, dependendo da preferência do clínico.[21]

CAPÍTULO 4

BIOMECÂNICA DAS SOLUÇÕES SEM ENXERTOS

Uma apresentação anatómica única dos maxilares edêntulos restringe o número e a distribuição dos implantes que podem ser inseridos no comprimento da arcada maxilar. O movimento vertical é restringido em ambos os lados pela presença de implantes endosteais axiais maxilares pneumatizados que podem ser colocados no maxilar posterior para suportar uma prótese fixa, se existir osso alveolar suficiente disponível para o efeito. A utilização do implante zigomático é aconselhada para este grupo de pacientes com extensão anterior dos seios maxilares para a região bicúspide (ausência das Zonas 2 e 3), estabelecendo suporte posterior para uma prótese fixa implanto-suportada.[22]

Chrcanovic et al. relataram uma taxa de sucesso de 96,7% ao longo de um período de 12 anos na sua revisão sistemática da literatura de 2013.[23] Sublinharam que a maioria das falhas observadas ocorreu antes de a prótese final ter sido fabricada.

Em 2014, Goiato et al. [24] relataram a colocação de 1541 implantes de zigoma, com 33 falhas, levando a uma taxa de sobrevivência de 97,86%.

5.1 Revisão dos princípios protéticos

Dois implantes anteriores na pré-maxila e dois implantes zigomáticos na maxila posterior, esplintados em arco cruzado com uma prótese fixa, foram discutidos por Skalak, Zao e Branemark[25] como uma reconstrução estável da maxila edêntula. De acordo com Skalak em 1983 [26], a distribuição uniforme das forças oclusais depende do número de implantes utilizados, da forma como são distribuídos, bem como da rigidez dos pilares e acessórios utilizados. Bo Rangert expandiu e apoiou os critérios de Skalak em 1989 [27], afirmando que a distribuição dos acessórios ao longo da curvatura do comprimento da arcada é fundamental para a distribuição uniforme das forças oclusais durante a função, juntamente com a garantia de um ajuste passivo da prótese e dos pilares e a manutenção da esplintagem transversal da arcada pelos parafusos protéticos de ouro. Ao discutir a distribuição de quatro ou seis implantes ao longo do comprimento da arcada estabilizada por uma prótese fixa no tratamento da arcada edêntula, Brunski reafirmou as conclusões dos estudos anteriores em 2014.[28]

Os cantilevers distais em próteses fixas maxilares foram discutidos por Bevilacqua et al. e Guiherme et al.[29] [30]. De acordo com os seus estudos, a presença de cantilevers distais duplica a carga colocada nos implantes mais distantes. O osso da crista na junção pilar-plataforma do implante, bem como o pilar ou os parafusos protéticos na junção pilar-prótese, podem ser afectados pelo aumento das forças nos implantes distais. Os princípios delineados por estes autores são mantidos através da redução dos cantilevers distais, aumentando a distribuição anterior-posterior (AP) dos implantes utilizando o implante zigomático. Portanto, é aconselhável espaçar os implantes sugeridos ao longo do comprimento da arcada e manter sempre uma prótese fixa esplintando a arcada cruzada.

5.2 Revisão dos princípios cirúrgicos

A quantidade e a qualidade do osso zigomático foram relatadas por Nkenke et al. em 2003.[31] A histomorfometria e a tomografia computorizada quantitativa foram utilizadas para avaliar a morfologia e a microestrutura do osso zigomático. A densidade de minerais, em 30 espécimes de osso zigomático humano, o volume ósseo e o padrão de osso trabecular foram examinados e correlacionados. De acordo com a conclusão, o osso trabecular do os zygomaticus não era uma boa localização para a colocação de implantes. Nkenke afirma, no entanto, que o envolvimento de quatro corticais durante a colocação do implante (Fig. 5.1) é o que explica o sucesso registado com o implante zigomático. A estabilização bicortical na plataforma é fornecida pelo córtex lingual do alvéolo maxilar e pelo assoalho cortical do seio maxilar. O córtex lateral do os zygomaticus e o teto do seio maxilar criam a estabilização bicortical no ápice do implante zigomático.

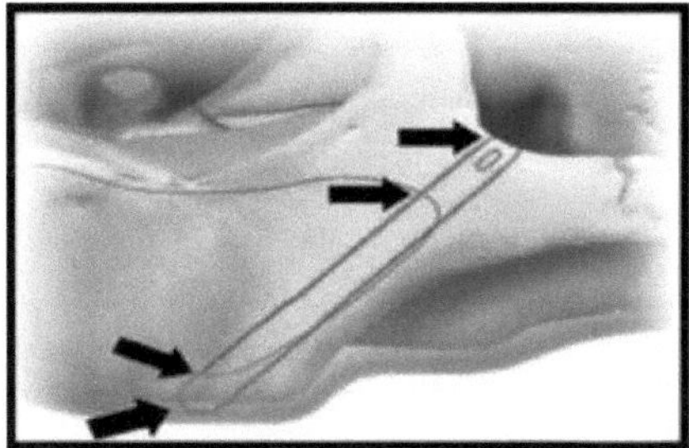

Fig. 5.1 Estabilização quadrocortical; os quatro pontos de BIC aquando da colocação do implante de zigoma

O implante de zigoma distingue-se pelo facto de ser estabilizado "quadrocorticalmente" tanto na plataforma como no ápice do implante. A trajetória da preparação da osteotomia é crucial para conseguir uma ancoragem quadrocortical.

5.3 A trajetória do implante Zygoma

Um passo crucial é definir a trajetória da osteotomia para a colocação do implante zigomático. De acordo com a descrição de PI Branemark da trajetória do implante zigomático, existe apenas uma. Com a utilização do termo implante zigomático "extra-maxilar" sem dados multicêntricos de longo prazo, houve recentemente uma confusão de nomenclatura e um novo protocolo cirúrgico que é aconselhado[32]

Por conseguinte, é essencial compreender a anatomia e a trajetória corretas do implante do zigoma.

O cirurgião pode ter de fazer várias tentativas antes de o implante se mover na direção certa, de acordo com o protocolo Branemark. A parte distal da parede lateral do maxilar, à medida que gira medialmente para formar a parede posterior do seio maxilar, é reconhecida após a exposição do rebordo alveolar posterior do maxilar e da parede lateral do maxilar. A "linha pontilhada preta" na (Fig.5.2) designa o "canto" vertical da porção posterior do seio maxilar. Para iniciar a osteotomia, é efectuada uma abertura retangular no seio maxilar através da parede lateral do maxilar; a trajetória posterior da abertura é paralela à linha pontilhada preta.

De acordo com o protocolo Branemark, o cirurgião pode ter de fazer várias tentativas até que o implante se mova na direção desejada.

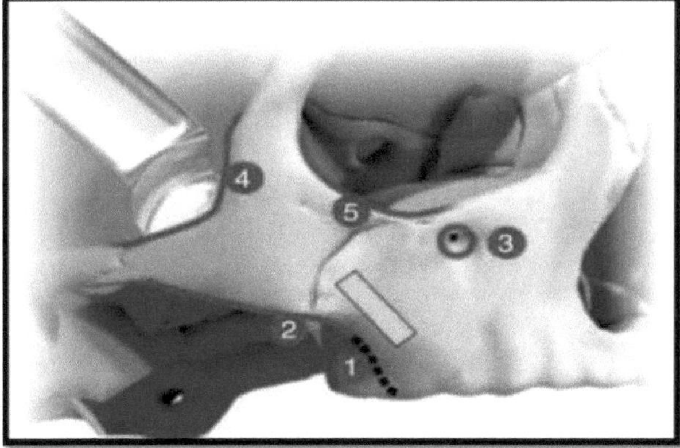

Fig. 5.2 O canto lateral posterior do seio maxilar é marcado pela linha preta a tracejado. A parede posterior da osteotomia da abertura através da parede lateral do maxilar é paralela a esta linha

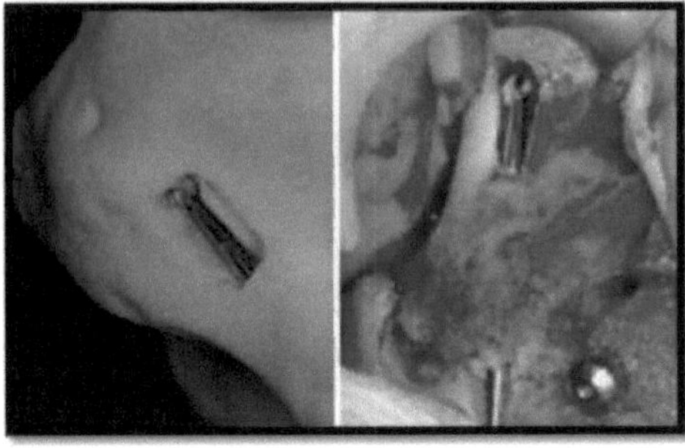

Fig. 5.3 A haste da broca redonda confirma a trajetória correta do implante, paralelizando a parede posterior da abertura da parede lateral do maxilar

De acordo com o protocolo Branemark, o cirurgião pode ter de fazer várias tentativas até o implante se mover na direção pretendida. Depois de expor o rebordo alveolar maxilar posterior e a parede lateral do maxilar, a porção distal da parede lateral do maxilar é identificada à medida que gira medialmente para formar a parede posterior do seio maxilar. O "canto" posterior do seio maxilar é indicado pela "linha pontilhada preta" na (Fig. 5.2). Para iniciar a osteotomia, é criada uma abertura retangular através da parede lateral do maxilar; a trajetória posterior da abertura é paralela à linha "pontilhada preta" (Fig. 5.3). A broca redonda é removida e a broca de 2,9 mm é inserida no fundo do seio após a criação de uma osteotomia superficial com a broca redonda para impedir a vibração da broca de 2,9 mm. O entalhe fronto-zigomático serve como ponto de saída depois de passar pelo seio maxilar e pelo osso zigomático através do teto do seio. A parede posterior do maxilar está agora também paralela ao eixo da broca de 2,9 mm (Fig. 5.4). Quando o implante está completamente assente, a sua trajetória correta pode ser vista pela porção distal do corpo do implante, que está próxima e em contacto íntimo com a parede posterior da parede lateral do maxilar (Fig. 5.5).

É crucial falar sobre as várias conexões que podem existir entre a parede lateral do seio maxilar e o ponto médio do implante do zigoma. Aparicio discutiu as várias conexões entre a parede lateral do maxilar e o ponto médio do implante do zigoma em várias publicações.[33-36] É possível uma parede lateral do maxilar "reta" (ZAGA 0) ou "côncava" (ZAGA 4). A relação entre a parede lateral do maxilar e o meio do implante de zigoma é descrita pela classificação de Aparício. Todo o implante estará dentro do seio maxilar se a parede lateral do maxilar for reta e sem concavidades.

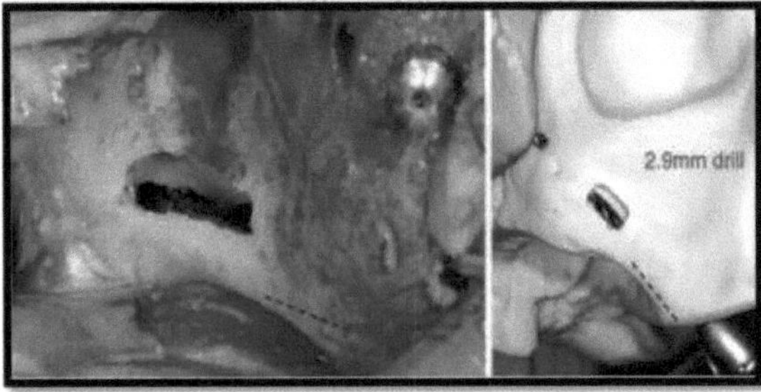

Fig. 5.4 A parede posterior da broca de 2,9 mm é paralela à linha pontilhada preta e à abertura distal da parede lateral do maxilar

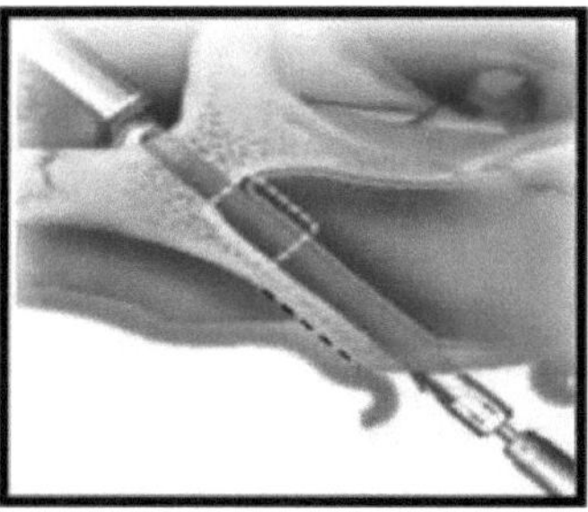

Fig. 5.5 A "trajetória final" do implante paralelamente à parede posterior da abertura da parede maxilar e no "canto posterior" do seio maxilar

É crucial falar sobre as várias conexões que podem existir entre a parede lateral do seio maxilar e o ponto médio do implante do zigoma. Aparicio discutiu as várias conexões entre a parede lateral do maxilar e o ponto médio do implante do zigoma em várias publicações.[33-36] É possível uma parede lateral do maxilar "reta" (ZAGA 0) ou "côncava" (ZAGA 4). A relação entre a parede lateral do maxilar e o meio do implante de zigoma é descrita pela classificação de Aparício. Todo o implante estará dentro do seio maxilar se a parede lateral do maxilar for reta e sem concavidades.

No entanto, dependendo do nível de concavidade da parede lateral do maxilar, a porção média do implante do zigoma pode estar total ou parcialmente fora do seio maxilar. É importante compreender que, independentemente da anatomia da parede lateral do maxilar, o implante do zigoma segue sempre a trajetória "ad modum Branemark".

A primeira letra de Aparicio, ZAGA 0, representa uma parede maxilar lateral reta com o meio do implante do zigoma dentro do seio. De seguida, fala dos vários graus de concavidade da parede lateral do maxilar antes de concluir com

O grau máximo de reabsorção maxilar é ZAGA 4. Devido a uma falta de osso resultante da topografia côncava "normal" da parede lateral do maxilar dos pacientes ou de uma reabsorção grave da parede lateral do maxilar dos pacientes, bem como em pacientes que sofreram uma ressecção oncológica do maxilar, a plataforma e a porção média do implante do zigoma estão "fora do seio maxilar" em pacientes ZAGA 4 (Fig. 5.6).

Os autores reiteram que, independentemente da relação intra ou extra-sinusal da porção média do implante (Fig. 5.7), a trajetória da osteotomia para a colocação do implante do zigoma deve ser seguida como descrito pelo professor Branemark. Para obter uma estabilização "quadrocortical", é preferível a trajetória intra-sinusal do implante. No entanto, o cirurgião deve estar ciente de que a colocação do implante fora do seio maxilar e diretamente

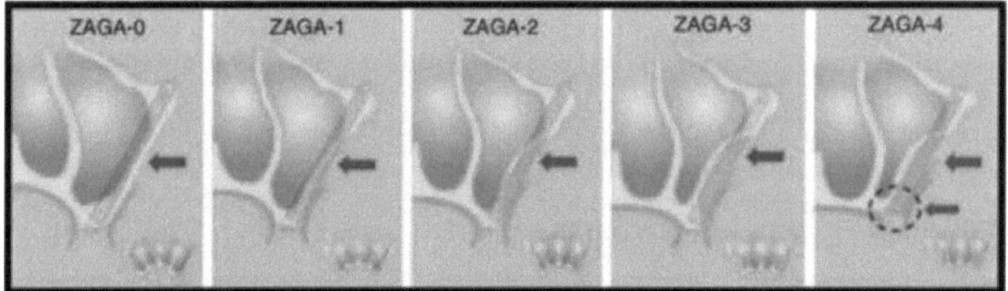

Fig. 5.6 A classificação ZAGA mostrando a relação da porção média do implante do zigoma com o contorno da parede lateral do maxilar

Os autores reiteram que, independentemente da relação intra-sinusal ou extra-sinusal da porção média do implante (Fig. 5.7), a trajetória da osteotomia para a colocação do implante do zigoma deve ser seguida como descrito pelo professor Branemark. Para obter uma estabilização "quadrocortical", é preferível a trajetória intrasinus do implante. No entanto, o cirurgião deve estar ciente de que a colocação do implante fora do seio maxilar e diretamente abaixo dos tecidos moles vestibulares pode provocar a erosão da mucosa e expor a haste do implante (Fig. 5.8). Foram publicados poucos relatos de casos com informações limitadas, num esforço para facilitar a manutenção da higiene a longo prazo das roscas intra-orais expostas do implante de zigoma.[37 38]

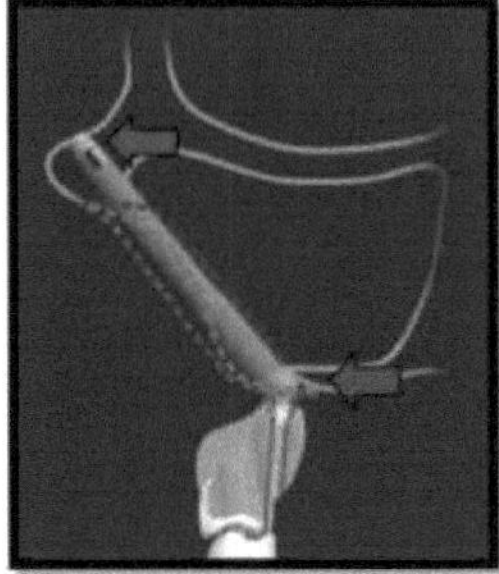

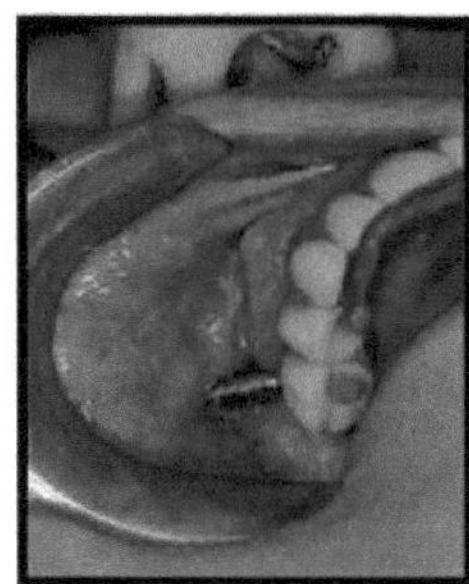

Fig. 5.7 A trajetória do implante do zigoma é a mesma, independentemente do contorno da parede lateral do maxilar

Fig. 5.8 Erosão da porção média do implante do zigoma colocado numa posição extramaxilar

O implante de zigoma estará diretamente sob os tecidos moles do vestíbulo em casos graves como ZAGA-3 e ZAGA-4, bem como em situações de maxillectomia total ou parcial, e a ocorrência de deiscência de tecidos moles não pode ser evitada. Em todas as outras circunstâncias, o grau de exposição do implante do zigoma fora do seio maxilar será determinado pelo contorno lateral da parede do seio maxilar. Para reduzir potenciais complicações dos tecidos moles a longo prazo, deve ser feito um esforço para colocar a porção média dentro do seio maxilar, de acordo com o protocolo Branemark, que foi discutido anteriormente.

5.4 Discussão

A falta de osso nas Zonas 2 e 3 (as regiões bicúspide e molar, respetivamente) é a razão pela qual o implante zigomático está a ser colocado. Normalmente, restam menos de 2-3 mm de osso alveolar maxilar nas regiões bicúspide e molar desta população de pacientes. Por conseguinte, é crucial examinar a forma como o osso do zigoma e o osso da crista maxilar respondem às cargas funcionais.

Ujigawa e colegas [14] descreveram a distribuição de forças quando os implantes do zigoma são utilizados para suportar uma prótese maxilar de arcada completa numa bela análise de elementos finitos. O estudo de Ujigawa teve em conta dois modelos distintos. Para além de dois implantes maxilares anteriores, cada modelo tinha também dois implantes de zigoma, um em cada quadrante posterior. No primeiro modelo, os implantes foram fixados rigidamente na arcada transversal, mas no segundo modelo, cada implante foi deixado sozinho e não foi suportado por qualquer fixação na arcada transversal.

Ambos os modelos foram submetidos a simulações de carga oclusal cêntrica e lateral. Verificou-se que a interface pilar-plataforma do implante (seta amarela) e a porção média do implante (seta vermelha) eram ambas regiões de carga ao longo do implante (Fig. 5.9). A magnitude das cargas foi significativamente maior no modelo não aplainado.

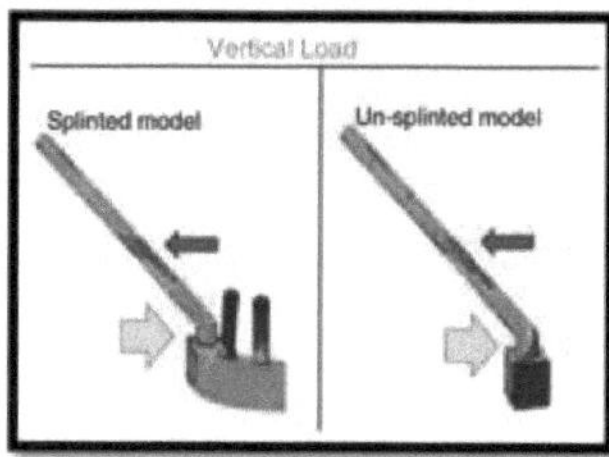

Fig. 5.9 FEA de implantes de zigoma esplintados vs. não esplintados sob carga vertical, mostrando o aumento da tensão no meio do implante de zigoma (setas vermelhas), bem como no pilar protético e na interface pilar-implante (setas amarelas) quando não esplintados

A magnitude do padrão de distribuição de carga aumentou significativamente durante a excursão lateral, com as cargas mais elevadas a ocorrerem no modelo de implante de zigoma não esplintado (Fig. 5.10), o que pode resultar em fracturas de stress no pescoço do implante de zigoma, indicado pela seta vermelha. Este estudo FEA apoia a importância da esplintagem do arco cruzado nos implantes de zigoma com outros implantes estáveis nos relatórios clínicos anteriores.[39]

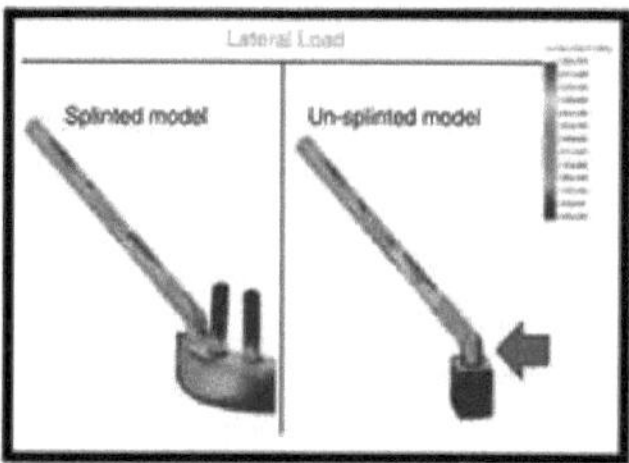

Fig. 5.10 FEA de implantes de zigoma esplintados vs. não esplintados sob carga lateral, mostrando o excesso de tensão no pilar protético, bem como na interface pilar-implante (setas vermelhas) quando não esplintados

A magnitude do padrão de distribuição de carga aumentou significativamente durante a excursão lateral, com as cargas mais elevadas a ocorrerem no modelo de implante de zigoma não esplintado (Fig. 5.10), o que pode resultar em fracturas de stress no pescoço do implante de zigoma, indicado pela seta vermelha. Este estudo FEA apoia a importância da esplintagem do arco cruzado nos implantes de zigoma com outros implantes estáveis nos relatórios clínicos anteriores.[39]

De acordo com Ujigawa, o osso zigoma, e não a maxila, suporta as cargas oclusais simuladas. A região de suporte de carga ligada ao uso do implante do zigoma foi descrita como a área destacada sobre o córtex lateral do zigoma (Fig. 5.11). No entanto, Freedman et al. [40 41] corrigiram a observação do estudo de Ujigawa em 2013 e 2015, afirmando que a área destacada não representa a área de suporte de carga para o implante de zigoma, mas sim a origem do músculo masseter em ativação, e como resultado, o osso zigoma não tem nenhuma relação com o suporte ósseo do implante de zigoma em função.

O objetivo do estudo de Freedman de 2013 era analisar a forma como a distribuição da tensão dos implantes zigomáticos é afetada pelo osso alveolar maxilar. Foram efectuados dois modelos de estudo. No primeiro modelo experimental, os implantes zigomáticos foram suportados pelo osso alveolar maxilar e pelo osso zigomático, com uma ponte fixa que proporcionava uma estabilização rígida da arcada cruzada. O segundo modelo era uma réplica exacta do primeiro, mas o osso de suporte da área do alvéolo maxilar foi removido. Ambos os modelos foram sujeitos a uma inspeção oclusal e

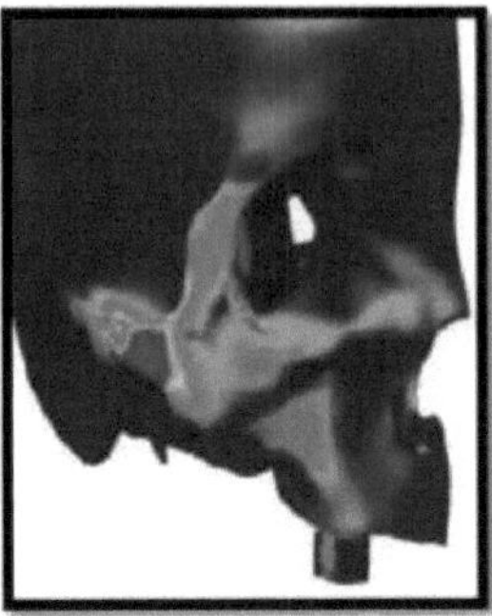

Fig. 5.11 A área destacada sobre o osso zigoma representa a origem do músculo masseter em ativação e não representa a carga em função

As forças laterais e as tensões máximas de von Mises foram registadas. Foram encontradas tensões máximas mais elevadas no modelo sem suporte alveolar (Fig. 5.12). No modelo sem suporte alveolar, as tensões oclusais foram maiores do que as tensões laterais. O osso zigomático apresentou tensões mínimas.

Freedman et al. abordaram a recomendação de Malo [42] de que o implante de zigoma fosse colocado extra-sinus. No primeiro desenho, uma ponte rígida de arco cruzado e esplintado ligava dois implantes extra-sinus

I ♦ Oclusal■ 30° Bucal ▲30° Palatal

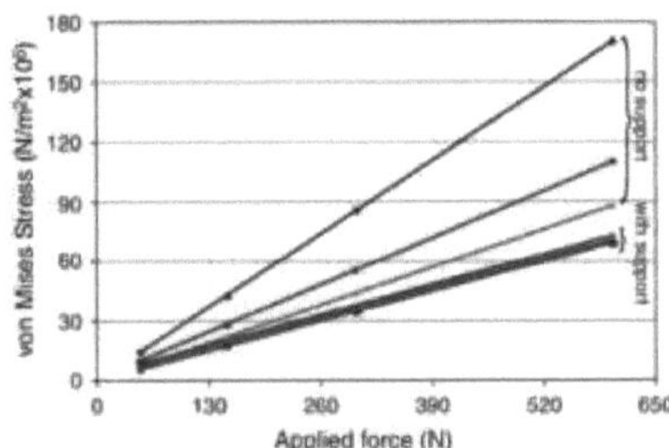

Fig. 5.12 Gráfico representando o aumento da tensão de von Mises no implante zigomático sob carga. Os modelos com implantes de zigoma sem BIC alveolar maxilar apresentaram os níveis mais elevados de tensão

implantes zigomáticos no crânio. Um resultado natural do protocolo cirúrgico extra-sinusal, o segundo modelo foi uma réplica do primeiro, mas sem a área do osso alveolar maxilar que suporta os implantes (Fig. 5.13). No modelo sem suporte alveolar, foram aplicadas forças oclusais e laterais, tendo-se registado tensões máximas mais elevadas. No modelo sem suporte alveolar, as tensões oclusais foram superiores às tensões laterais (Fig. 5.14).

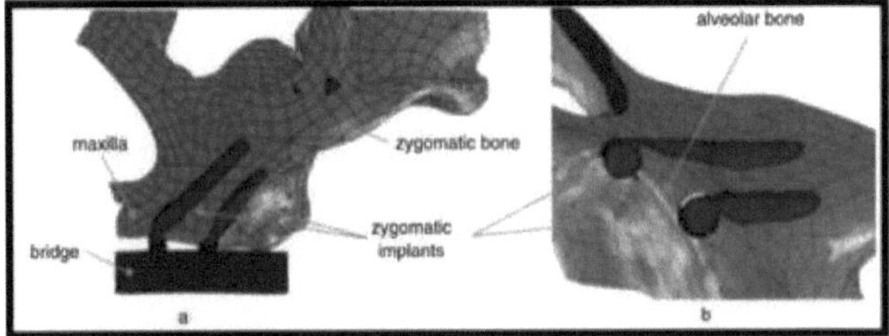

Fig. 5.13 Modelos virtuais do implante do zigoma colocado com a técnica extra-maxilar

No modelo com suporte alveolar, as tensões oclusais foram menos severas do que as tensões laterais.

Em ambos os modelos, o osso zigomático apresentou tensões baixas. "O suporte ósseo alveolar maxilar é benéfico na distribuição de forças para implantes zigomáticos colocados numa posição extra-sinusal", declararam na sua conclusão em .

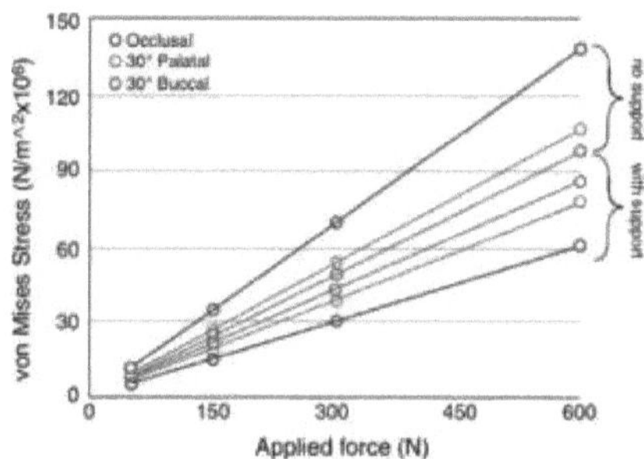

Fig. 5.15 Gráfico representando o aumento da tensão de von Mises nos implantes zigomáticos colocados com a técnica extra-maxilar. A ausência de BIC alveolar maxilar apresentou os níveis mais elevados de tensão

5.5 Conclusão

As seguintes recomendações devem ser tidas em consideração pelos cirurgiões e médicos restauradores, de acordo com as conclusões alcançadas após a revisão dos conceitos protéticos e cirúrgicos no planeamento do tratamento dos maxilares edêntulos com o implante de zigoma.

Para o suporte de uma prótese fixa,

(a) A reconstrução da maxila edêntula utilizando 4-6 implantes, uniformemente espaçados ao longo do comprimento da arcada, é preferível.

(b) Ao aumentar tanto quanto possível a distribuição AP dos implantes, os cantilevers distais são minimizados ou eliminados.

(c) A manutenção de uma esplintagem completa da arcada cruzada é essencial para a sobrevivência previsível dos implantes e da prótese fixa a longo prazo. Para garantir que os parafusos da prótese e do pilar estão apertados e que a estabilidade da arcada cruzada da prótese-implante é mantida, aconselha-se a realização de avaliações clínicas numa base anual.

(d) Ao compreender a trajetória do implante de zigoma, Aparicio descreveu como o implante de zigoma interage com a anatomia variável do contorno da parede lateral do maxilar. Portanto, independentemente da anatomia maxilar representada por ZAGA 0 a ZAGA 4, a trajetória do implante de zigoma permanece constante. Independentemente da forma da parede lateral do seio maxilar, o implante de zigoma segue a mesma trajetória, tal como descrito por PI Branemark.

(e) Quando as zonas 2 e 3 têm menos de 2-3 mm, é aconselhado o implante do zigoma.

(f) O contacto osso-implante (BIC) na plataforma do implante também permite uma distribuição de forças mais vantajosa na oclusão cêntrica e na função lateral da prótese fixa.

(g) Ao aderir ao protocolo Branemark, está presente uma base óssea na crista maxilar para permitir que o cuff de tecido mole peri-pilar seja estabelecido na junção implante-pilar.

De acordo com os resultados desta revisão, a colocação de dois implantes zigomáticos (ad modum Branemark) juntamente com 2-4 implantes pré-maxilares, ou a colocação de quatro implantes zigomáticos em casos de reabsorção alveolar maxilar completa, permite uma distribuição de força favorável durante a função e pode ser rigidamente ligada e estabilizada com uma prótese fixa.

CAPÍTULO 5

PROTOCOLO CIRÚRGICO SEM ENXERTOS

6.1 O conceito

O conceito de tratamento All-on-4 foi criado na década de 1990 como um protocolo cirúrgico para restaurar a função imediata dos desdentados totais, com a colocação do implante, instalação do pilar e conexão da prótese, tudo no mesmo dia da cirurgia. A ideia foi criada para evitar a necessidade de procedimentos de enxerto ou de qualquer cirurgia adicional (como a lateralização do nervo alveolar inferior), o que reduziria o tempo de recuperação e as complicações cirúrgicas.[43] Uma posição mais distal do implante poderia ser alcançada através da inserção de quatro implantes actuando como "pedras angulares", dois implantes anteriores numa posição axial e dois implantes posteriores inclinados distalmente entre 30° e 45°.[43-46] Isto reduziu o cantilever e melhorou a ancoragem do implante, colocando os implantes em regiões de melhor qualidade óssea. O protocolo cirúrgico All-on-4 pode ser efectuado em ambas as arcadas através de cirurgia de retalho à mão livre ou cirurgia guiada.

Nos primeiros casos descritos para a restauração da arcada completa da mandíbula, foram inseridos quatro implantes na região interforaminal. Os resultados mostraram que os pacientes com próteses removíveis crónicas que apresentavam reabsorções graves ainda tinham taxas de sobrevivência cumulativas elevadas. Na mandíbula, a carga imediata do implante foi documentada na altura, indicando elevadas taxas de sucesso e sobrevivência, em parte devido à boa qualidade óssea.[43]

No entanto, a disponibilidade óssea limitada do maxilar e a densidade óssea reduzida, ambas importantes nas regiões posteriores, fizeram com que a carga imediata parecesse mais difícil. O maxilar demonstrou a eficácia da inclinação do implante: foi frequentemente possível obter uma elevada estabilidade primária que permitiu a realização de uma função imediata[44] , utilizando as corticais do seio ou da fossa nasal para a ancoragem do implante.

No entanto, a carga imediata pareceu mais desafiante devido à disponibilidade óssea limitada do maxilar e à diminuição da densidade óssea, ambas significativas nas regiões posteriores. A maxila forneceu evidências para a eficiência da inclinação do implante: usando as corticais do seio ou da fossa nasal para ancoragem do implante, foi frequentemente possível alcançar uma alta estabilidade primária que permitiu a realização de função imediata.[44]

Combinando implantes standard e zigomáticos (ALL-ON-4 Hybrid) ou tratando casos severamente atróficos com dois implantes zigomáticos colocados bilateralmente (ALL-ON-4 Extramaxillary), o conceito All-on-4 provou ser muito bem sucedido mesmo em casos mais difíceis em que a reabsorção óssea impediu a colocação de implantes convencionais.[47]

A simbiose entre factores biológicos, anatómicos e mecânicos, bem como os resultados a curto, médio e longo prazo, contribuíram para que este protocolo cirúrgico ganhasse visibilidade. 43.44.48,49. 50

6.2 Planeamento do tratamento

A análise da história clínica do paciente é o primeiro passo no processo de planeamento do tratamento do protocolo cirúrgico ALL-ON-4. Seguem-se exames clínicos e radiográficos minuciosos, fotografias intra e extra-orais e impressões. O cirurgião deve ser capaz de avaliar a dificuldade da reabilitação All-on-4 com base nestes factores.

6.2.1 Avaliação radiográfica

A chave para selecionar a abordagem cirúrgica ALL-ON-4 - ALL-ON-4 Standard, Híbrido ou Extramaxila - é a quantidade e a qualidade do osso entre os seios maxilares. Os nervos dentários inferiores na mandíbula servem como limites anatómicos. A tomografia computorizada de feixe concêntrico (CBCT) e a ortopantomografia são ambas necessárias neste procedimento.

O requisito para a realização de um All-on-4 Standard no maxilar é que o volume ósseo/rua do doente entre os caninos tenha, pelo menos, 5 mm de largura e 10 mm de altura. O padrão All-on-4 na mandíbula requer que o volume ósseo/rua do paciente na região intcrforaminal tenha 5 mm de largura e 8 mm de altura, de acordo com o critério. Além disso, prevê-se que, num caso Standard, a prótese do implante surja entre o primeiro molar e o segundo pré-molar.'''

Para além da disponibilidade óssea, são feitas considerações estéticas, tendo em conta elementos como a linha do sorriso, o espaço protético e as alterações da dimensão vertical oclusal, bem como o suporte labial (suporte extra-oral dos tecidos moles).

6.3 Padrão All-on-4: Cirurgia não guiada

Como foi referido anteriormente, o protocolo cirúrgico All-on-4 pode ser efectuado com cirurgia à mão livre ou guiada.(52)-53

6.3.1 Protocolo cirúrgico: Passo a passo

Dois pontos faciais, um no queixo e outro no nariz, são marcados antes da anestesia para verificar a dimensão vertical de oclusão inicial (DVO) e estabelecer a linha de base para a dimensão vertical. Com este valor, será possível determinar a DVO ideal para a colocação da prótese imediata. Sob anestesia local, o procedimento inicia-se então com uma incisão crestai levemente palatina (3 mm), preservando o retalho de tecido queratinizado vestibular. A região do primeiro molar recebe duas incisões verticais de liberação. Para atingir os limites anatómicos (a) do assoalho da cavidade nasal na região anterior da maxila e (b) da parede anterior do seio maxilar, lateralmente, é então levantado um retalho mucoperiosteal (espessura total) (Figs. 6.1-6.78).

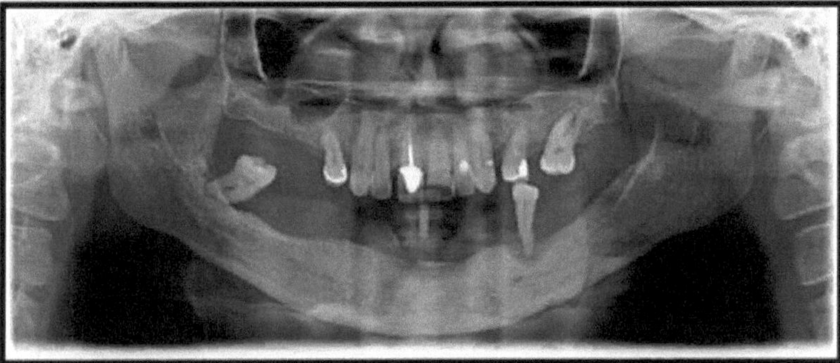

Fig. 6.1 Ortopantomografia e CBCT antes da cirurgia

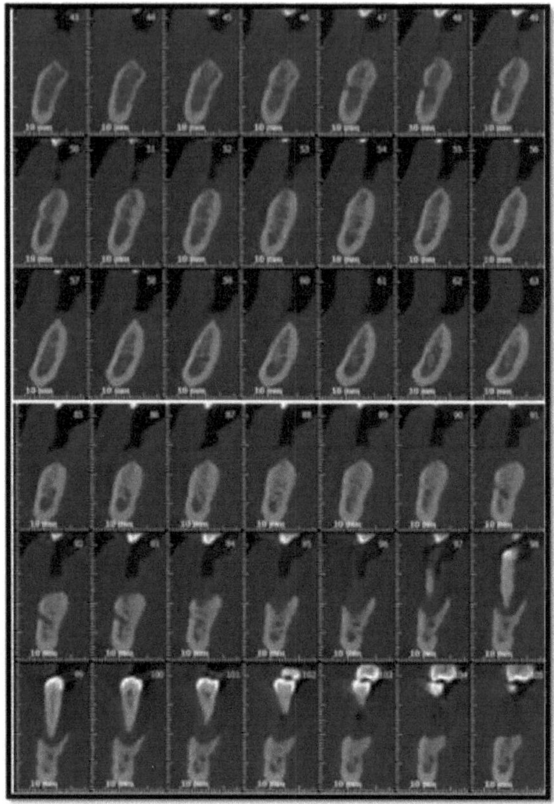

Fig. 6.2 Ortopantomografia e CBCT antes da cirurgia

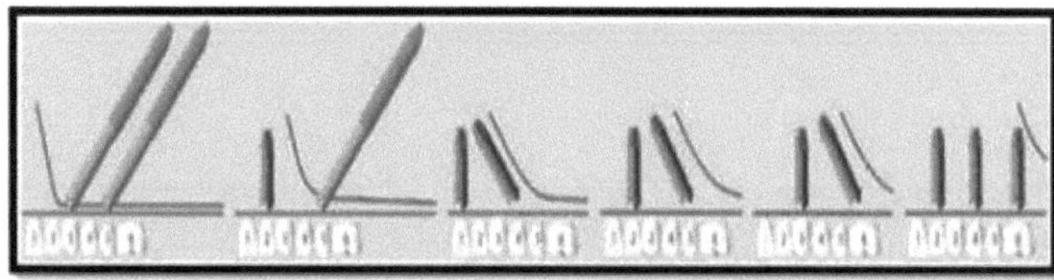

Fig. 6.3 Tipo de procedimento de reabilitação de acordo com o volume ósseo disponível de uma reabilitação convencional de arcada completa com seis implantes para um protocolo de zigoma duplo ALL-ON-4

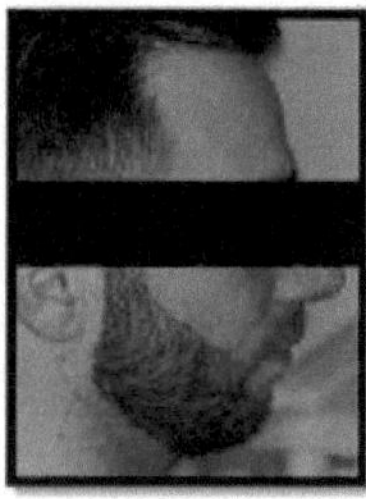

Fig. 6.4 Lip support and smile line evaluation

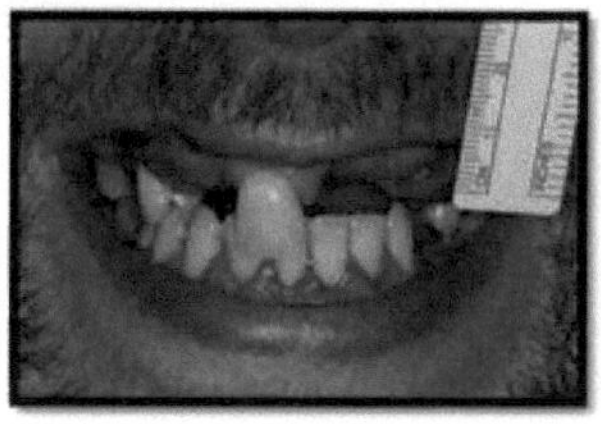

Fig. 6.5 Lip support and smile line evaluation

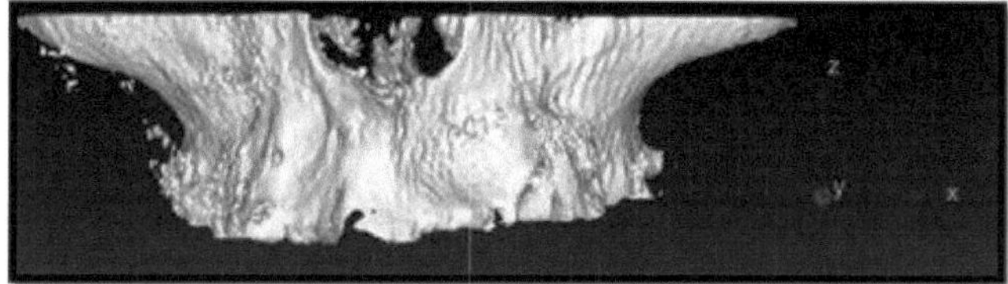

Fig. 6.6 Implant planning software

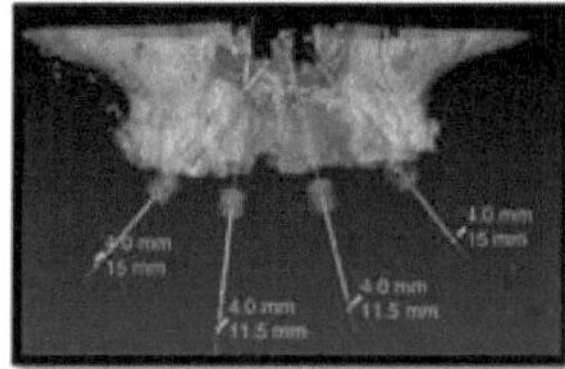

Fig. 6.7 Implant planning software

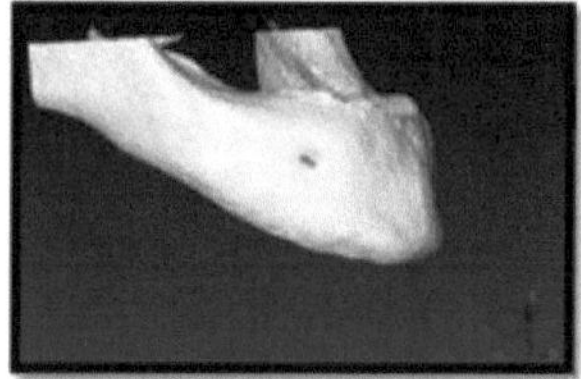

Fig. 6.8 Implant planning software

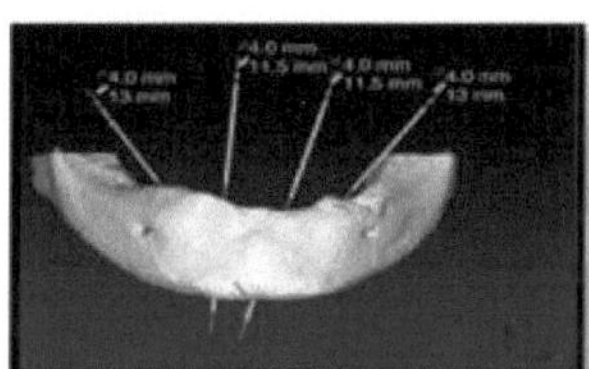

Fig. 6.9 Implant planning software

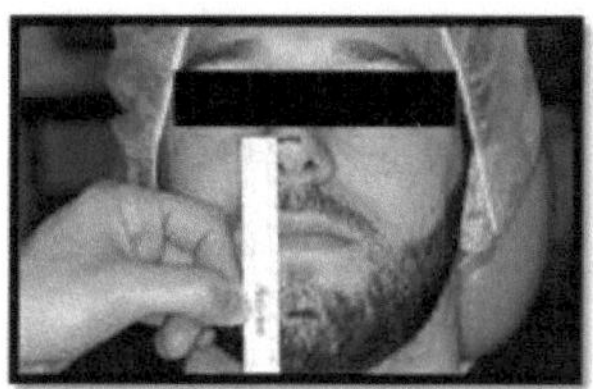

Fig. 6.10 Measuring occlusion vertical dimension

Fig. 6.4 Avaliação do suporte labial e da linha do sorriso Fig. 6.5 Avaliação do suporte labial e da linha do sorriso
Fig. 6.6 Software de planeamento de implantes Fig. 6.7 Software de planeamento de implantes
Fig. 6.8 Software de planeamento de implantes Fig. 6.9 Software de planeamento de implantes
Fig. 6.10 Medição da dimensão vertical da oclusão

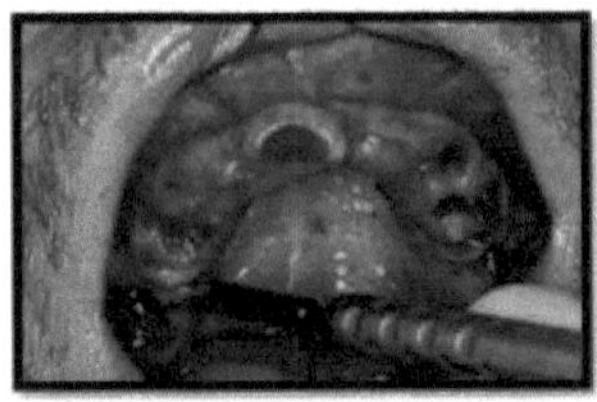

Fig. 6.11 Incision on maxilla

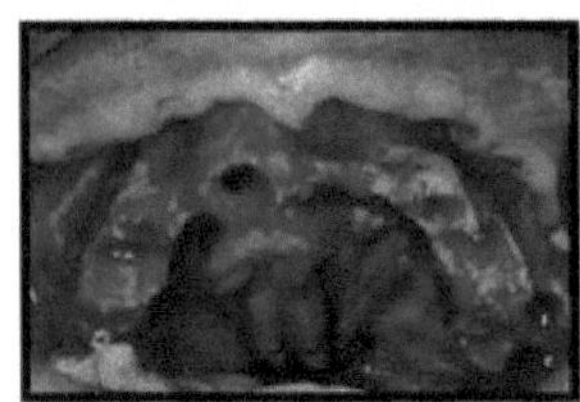

Fig. 6.12 Flap raising

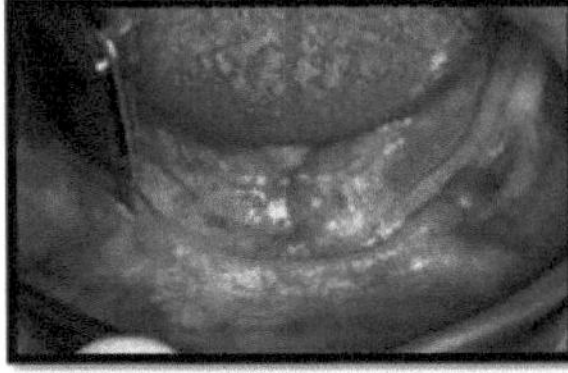

Fig. 6.13 Incision on mandible

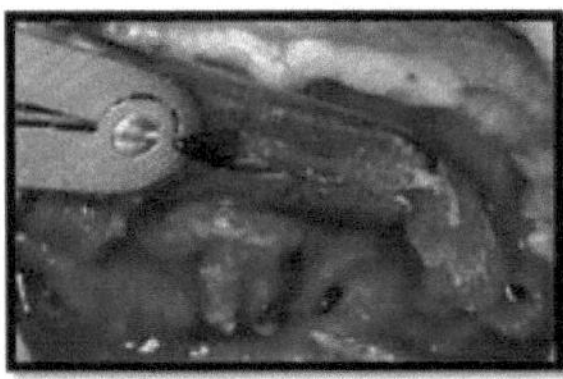

Fig. 6.14 Bone reduction with rongeur

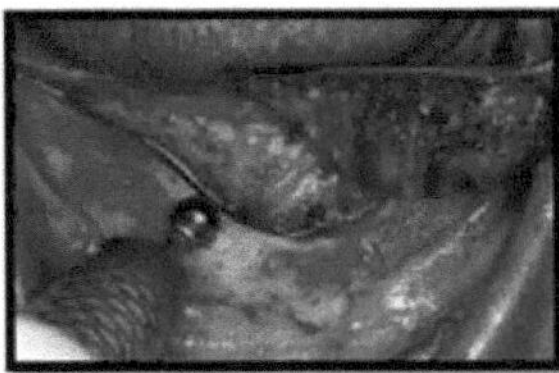

Fig. 6.15 Bone reduction with round bur

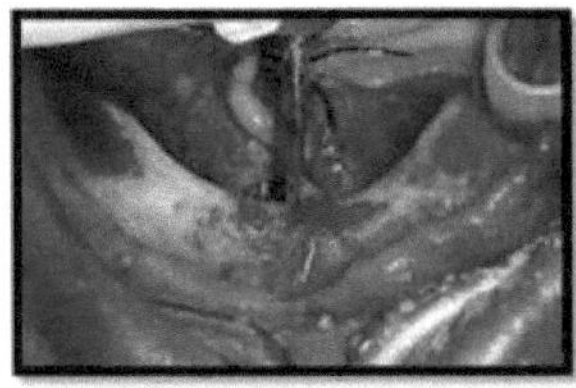

Fig. 6.16 Osteotomy to place the All-on-4 guide

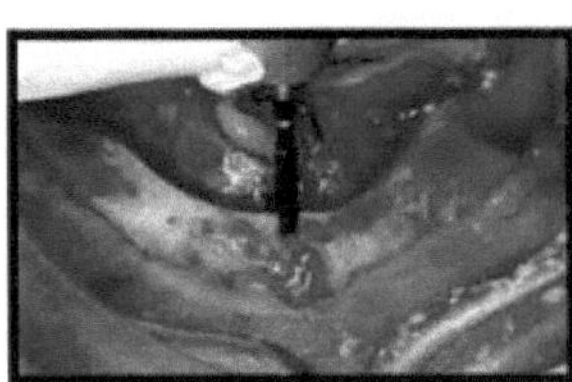

Fig. 6.17 Osteotomy to place the All-on-4 guide

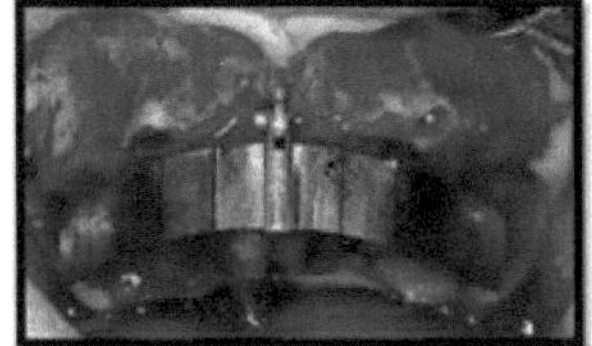

Fig. 6.18 Placement of the All-on-4 guide

Fig. 6.11 Incisão na maxila Fig. 6.12 Levantamento do retalho Fig. 6.13 Incisão na mandíbula Fig. 6.14 Redução óssea com rongeur Fig. 6.15 Redução óssea com broca redonda Fig. 6.16 Osteotomia para colocação da guia All-on-4 Fig. 6.17 Osteotomia para colocação da guia All-on-4 Fig. 6.18 Colocação da guia All-on-4

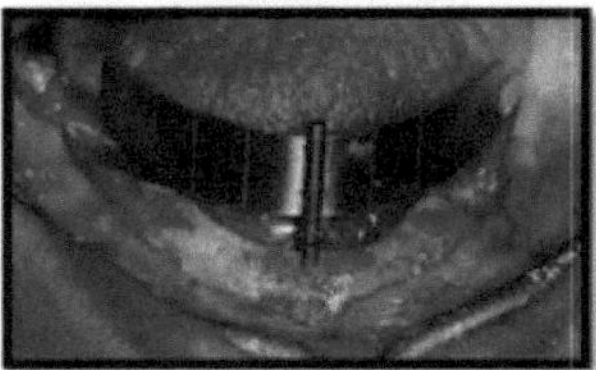

Fig. 6.19 Placement of the All-on-4 Guide

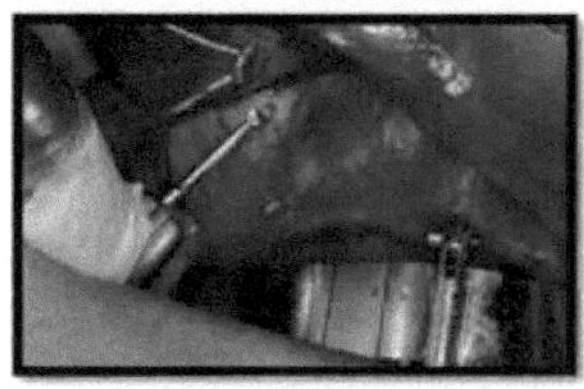

Fig. 6.20 Opening the access and probing the anterior sinus wall of maxilla

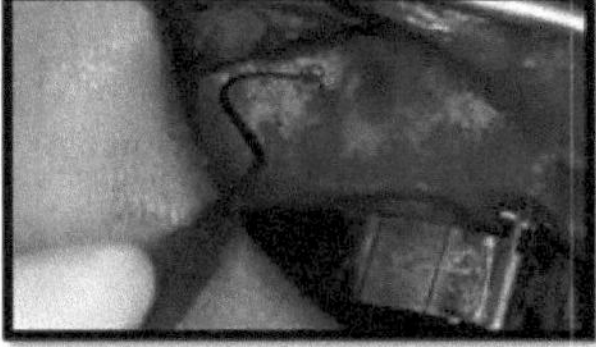

Fig. 6.21 Opening the access and probing the anterior sinus wall of maxilla

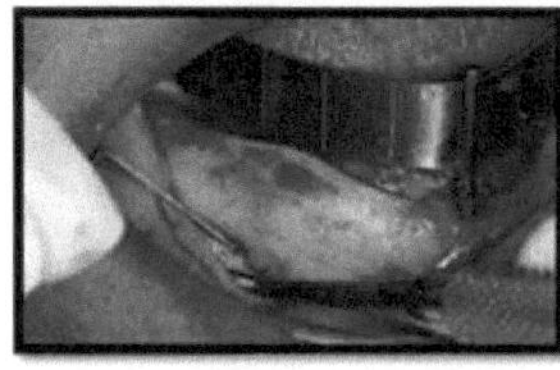

Fig. 6.22 Probing the mental foramen in order to evaluate the alveolar nerves' loop

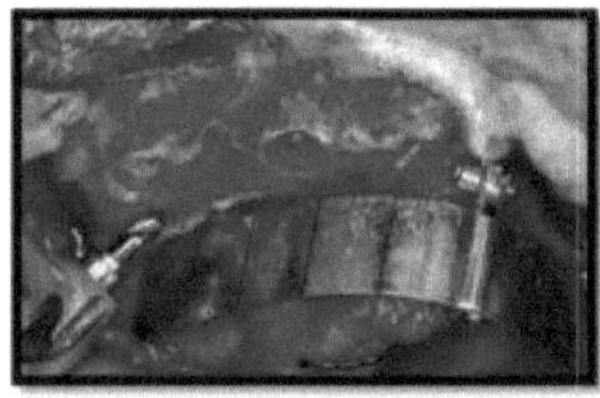

Fig. 6.23 Initiating drill sequence after using precision drill: 2 mm twist drill (first drill)

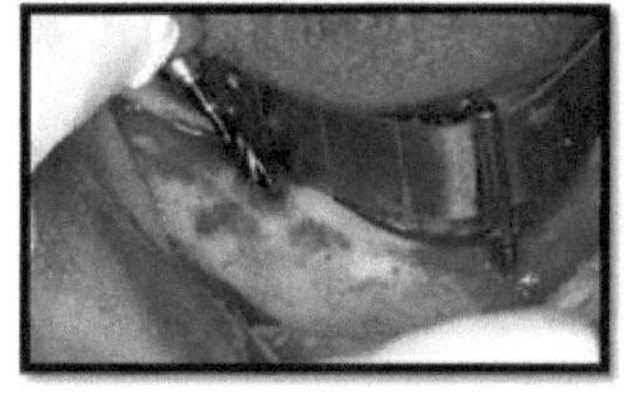

Fig. 6.24 Initiating drill sequence after using precision drill: 2 mm twist drill (first drill)

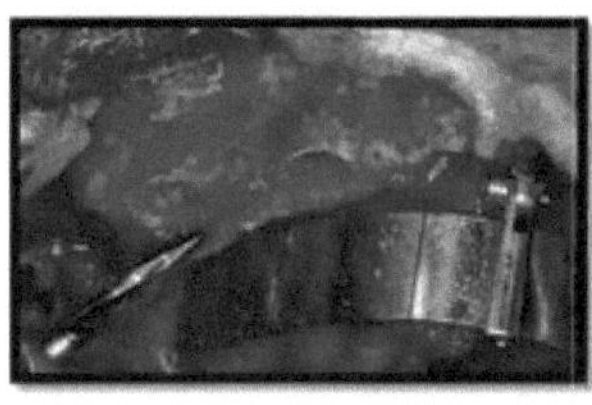

Fig. 6.25 2.4–2.8 mm step drill

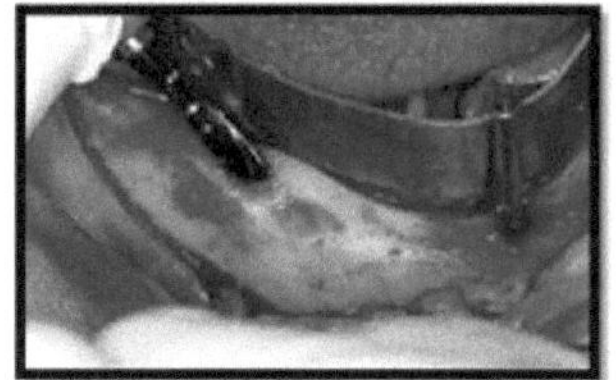

Fig. 6.26 2.4–2.8 mm step drill

Fig. 6.19 Colocação da guia All-on-4
Fig. 6.20 Abertura do acesso e sondagem da parede anterior do seio maxilar
Fig. 6.21 Abertura do acesso e sondagem da parede anterior do seio maxilar
Fig. 6.22 Sondagem do forame mentoniano para avaliar a alça dos nervos alveolares
Fig. 6.23 Iniciar sequência de perfuração após utilização de broca de precisão: broca helicoidal de 2 mm (primeira perfuração)
Fig. 6.24 Iniciar a sequência de perfuração após a utilização da broca de precisão: broca helicoidal de 2 mm (primeira perfuração)
Fig. 6.25 Broca escalonada de 2,4-2,8 mm Fig. 6.26 Broca escalonada de 2,4-2,8 mm

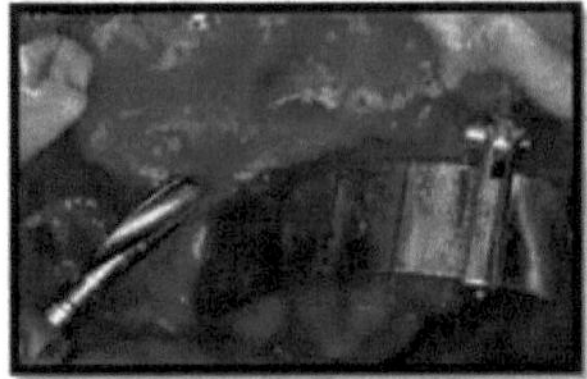

Fig. 6.27 3.2–3.6 mm step drill

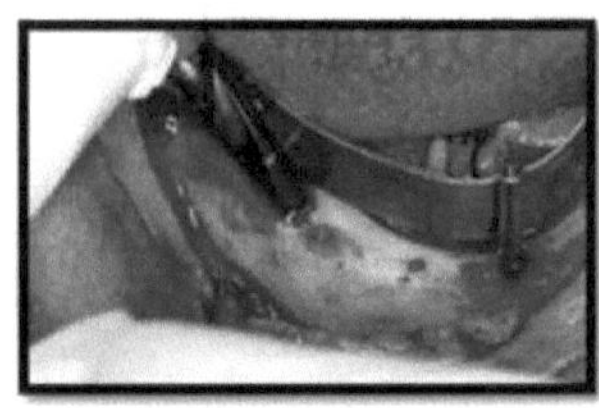

Fig. 6.28 3.2–3.6 mm step drill

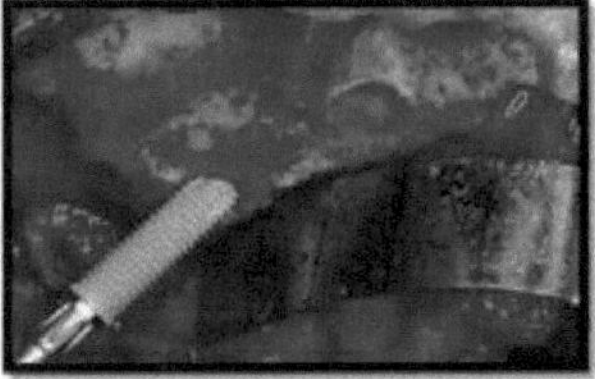

Fig. 6.29 Posterior implant placement. Note the implant's angulation to provide a more posterior emergence

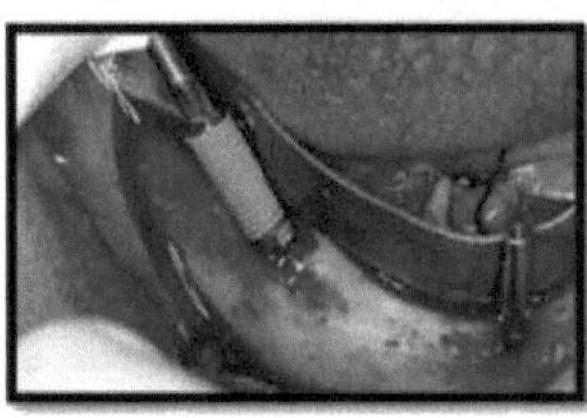

Fig. 6.30 Posterior implant placement. Note the implant's angulation to provide a more posterior emergence

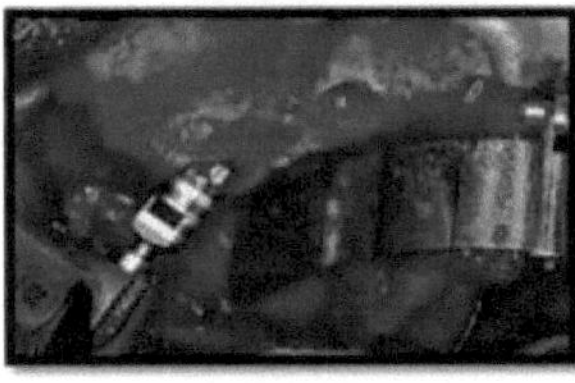

Fig. 6.31 Bone mill to remove bone around the head of the implant

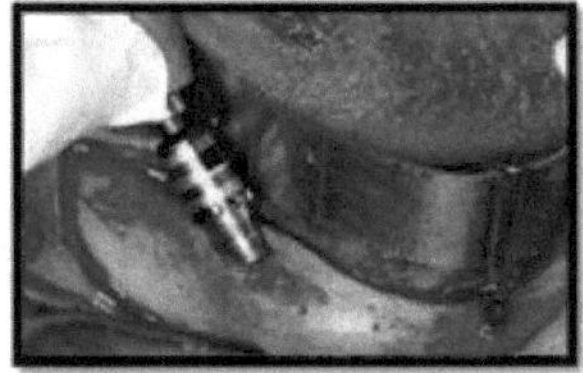

Fig. 6.32 Bone mill to remove bone around the head of the implant

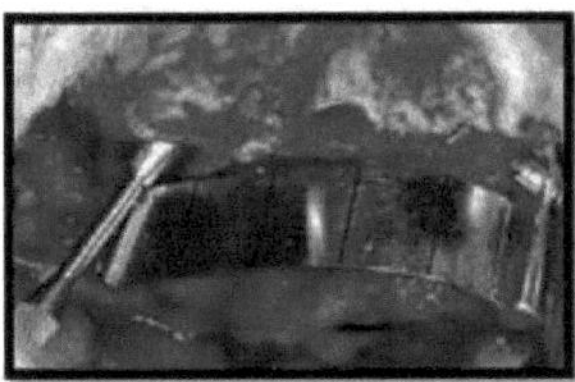

Fig. 6.33 Connecting angulated abutments

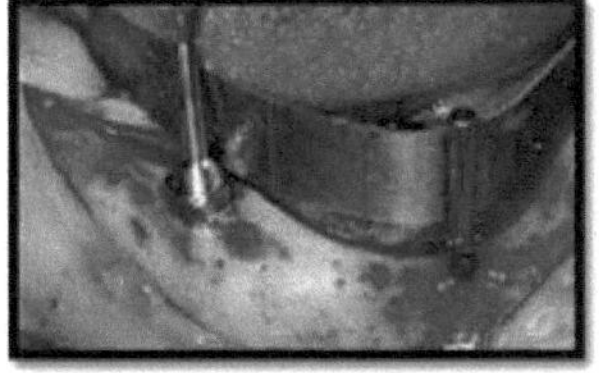

Fig. 6.34 Connecting angulated abutments with the help of ALL-ON-4 guide

Fig. 6.27 Broca escalonada de 3,2-3,6 mm Fig. 6.28 Broca escalonada de 3,2-3,6 mm Fig. 6.29 Colocação posterior do implante. Note a angulação do implante para proporcionar uma emergência mais posterior

Fig. 6.30 Colocação posterior do implante. Note-se a angulação do implante para proporcionar uma emergência mais posterior Fig. 6.31 Fresa de osso para remover osso à volta da cabeça do implante

Fig. 6.32 Fresa de osso para remover osso à volta da cabeça do implante Fig. 6.33 Ligar pilares angulados Fig. 6.34 Ligar pilares angulados com a ajuda da guia ALL-ON-4

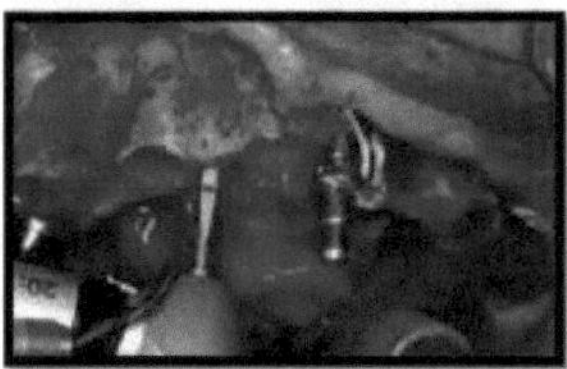

Fig. 6.35 Drilling protocol and anterior implant placement

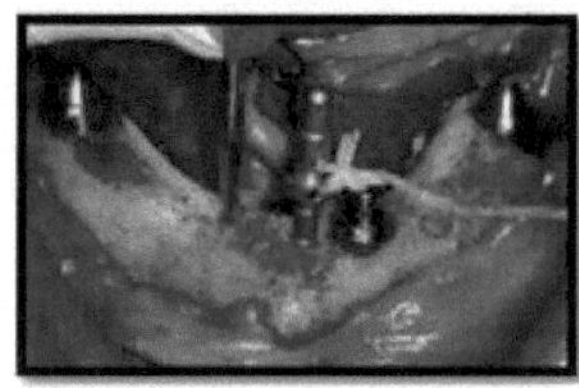

Fig. 6.36 Drilling protocol and anterior implant placement

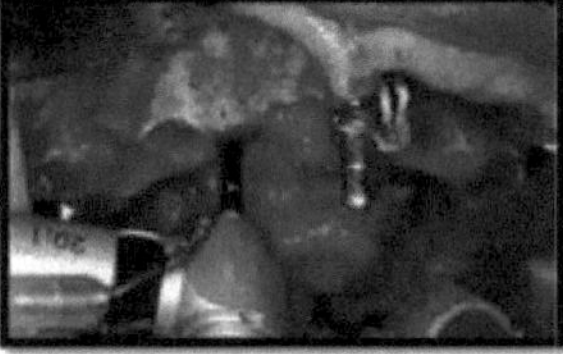

Fig. 6.37 Drilling protocol and anterior implant placement

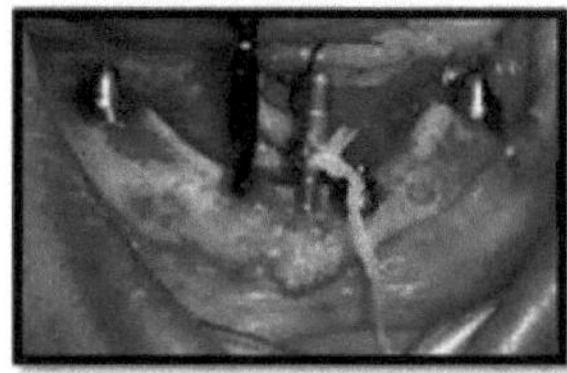

Fig. 6.38 Drilling protocol and anterior implant placement

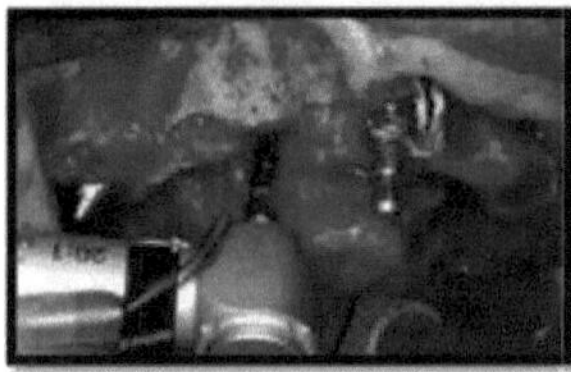

Fig. 6.39 Drilling protocol and anterior implant placement

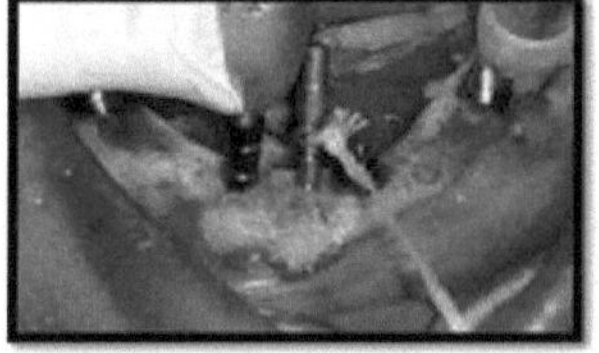

Fig. 6.40 Drilling protocol and anterior implant placement

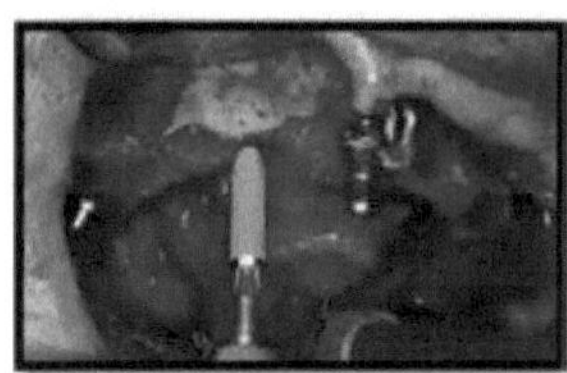

Fig. 6.41 Drilling protocol and anterior implant placement

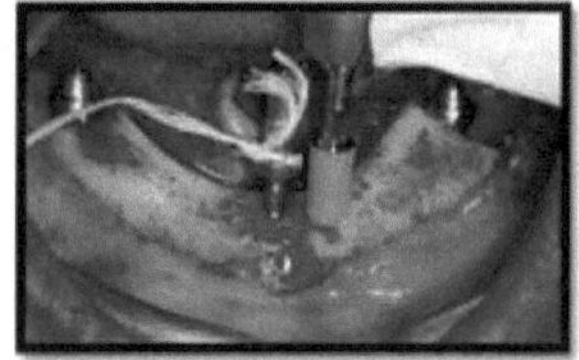

Fig. 6.42 Drilling protocol and anterior implant placement

Fig. 6.35 Protocolo de perfuração e colocação anterior de implantes Fig. 6.36 Protocolo de perfuração e colocação anterior de implantes Fig. 6.38 Protocolo de perfuração e colocação anterior de implantes

Fig. 6.37 Protocolo de perfuração e colocação anterior de implantes Fig. 6.40 Protocolo de perfuração e colocação anterior de implantes Fig. 6.39 Protocolo de perfuração e colocação anterior de implantes

Fig. 6.42 Protocolo de perfuração e colocação anterior de implantes Fig. 6.41 Protocolo de perfuração e colocação anterior de implantes

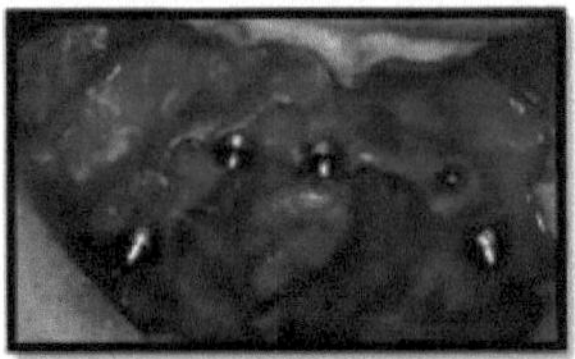

Fig. 6.43 Implants placed at bone level and abutments connected

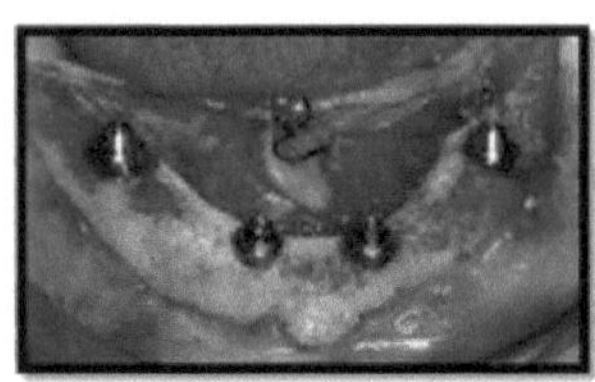

Fig. 6.44 Implants placed at bone level and abutments connected

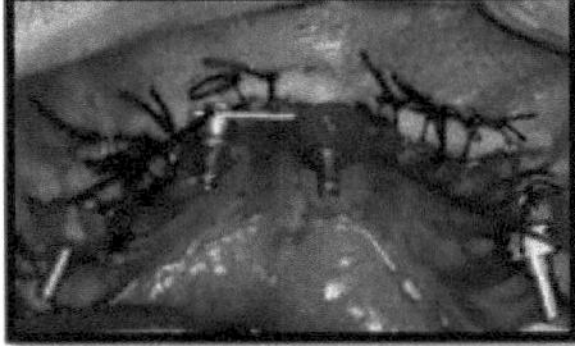

Fig. 6.45 Impression coping screwed to abutments and connect for an accurate impression

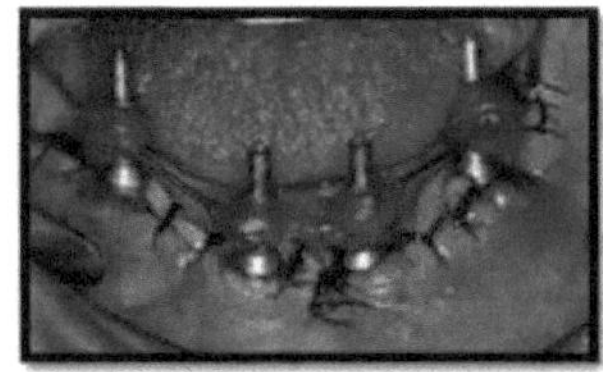

Fig.6.46 Impression coping screwed to abutments and connect for an accurate impression

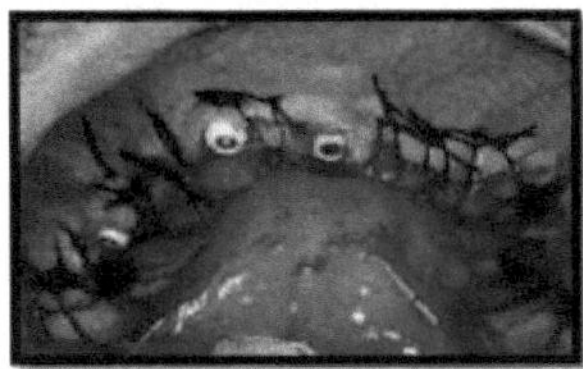

Fig. 6.47 Healing caps

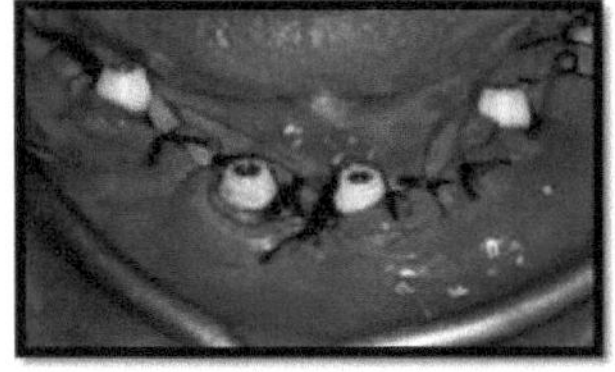

Fig. 6.48 Healing caps

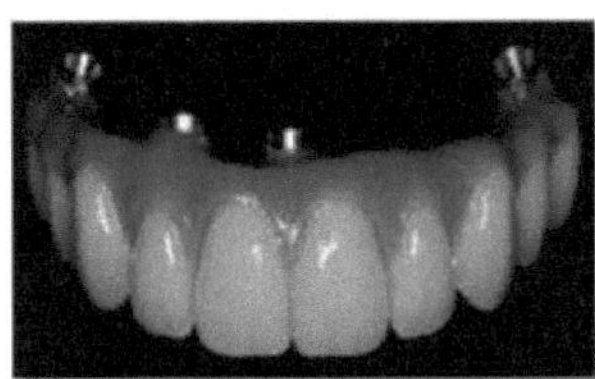

Fig. 6.49 Provisional prosthesis

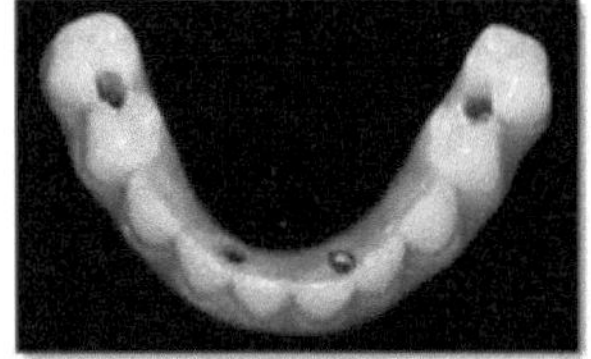

Fig. 6.50 Provisional prosthesis

Fig. 6.43 Implantes colocados ao nível do osso e pilares ligados
Fig. 6.44 Implantes colocados ao nível do osso e pilares ligados
Fig. 6.45 Coifa de impressão aparafusada aos pilares e conectada para uma impressão exacta
Fig.6.46 Coifa de impressão aparafusada aos pilares e conectada para uma impressão exacta
Fig. 6.47 Tampões de cicatrização Fig. 6.48 Tampões de cicatrização
Fig. 6.49 Prótese provisória Fig. 6.50 Prótese provisória

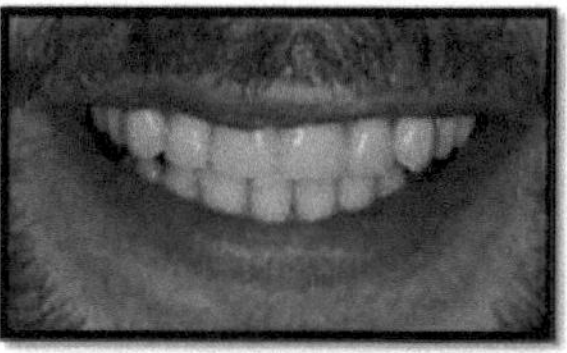

Fig. 6.51 Provisional prosthesis

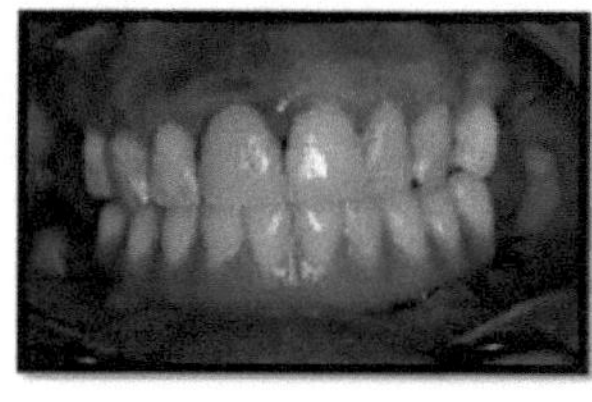

Fig. 6.52 Provisional prosthesis

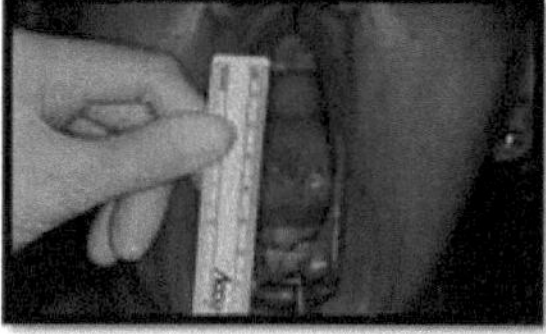

Fig. 6.53 Evaluation of the mouth opening

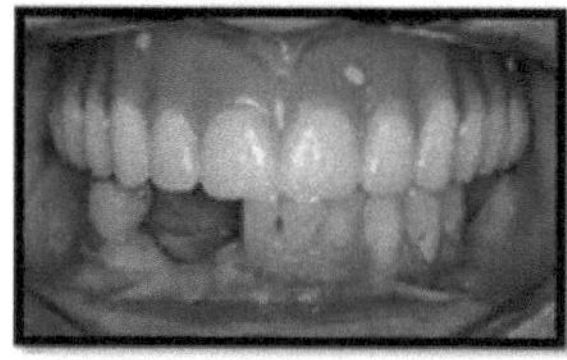

Fig. 6.54 Intra-oral view with the radiographic guide during CBCT

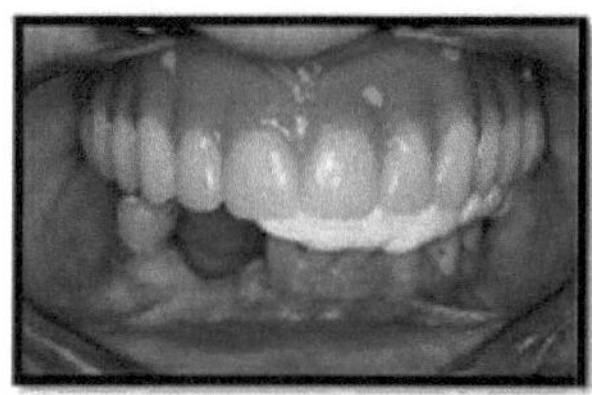

Fig. 6.55 Intra-oral view with the radiographic guide during CBCT

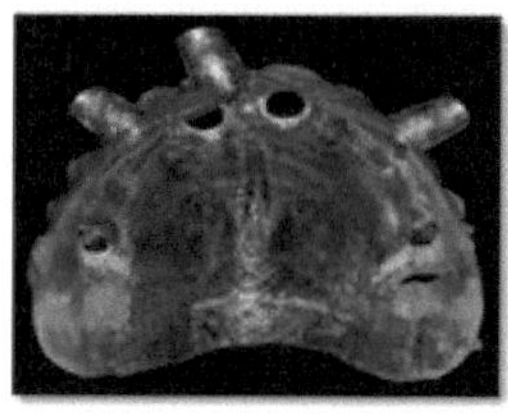

Fig. 6.56 Implant planning software and surgical template—maxilla

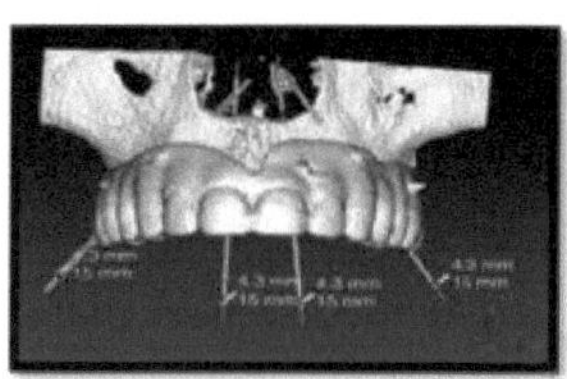

Fig. 6.57 Implant planning software and surgical template—maxilla

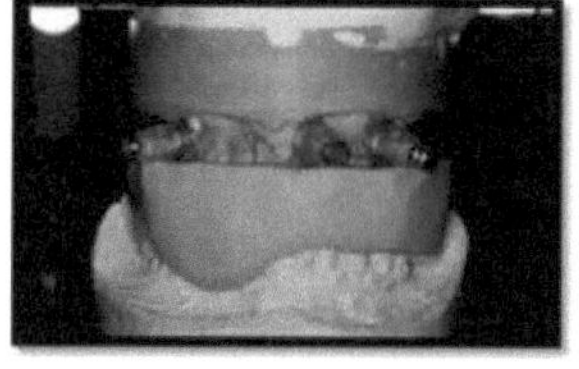

Fig. 6.58 Surgical index and guide to transfer the position of the angulated

Fig. 6.51 Prótese provisória Fig. 6.52 Prótese provisória
Fig. 6.54 Vista intra-oral com a guia radiográfica durante a CBCT
Fig. 6.53 Avaliação da abertura da boca
Fig. 6.55 Vista intra-oral com o guia radiográfico do software de planeamento de implantes durante a CBCT e a férula cirúrgica - maxilar
Fig. 6.58 Índice cirúrgico e guia para transferir a posição do implante angulado Fig. 6.57 Software de planeamento de implantes e modelo cirúrgico - maxilar

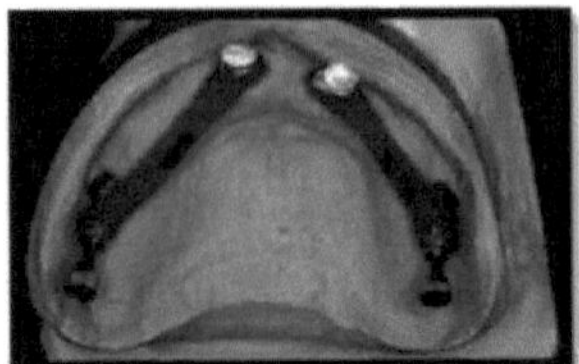

Fig. 6.59 Surgical index and guide to transfer the position of the angulated multi-unit abutments

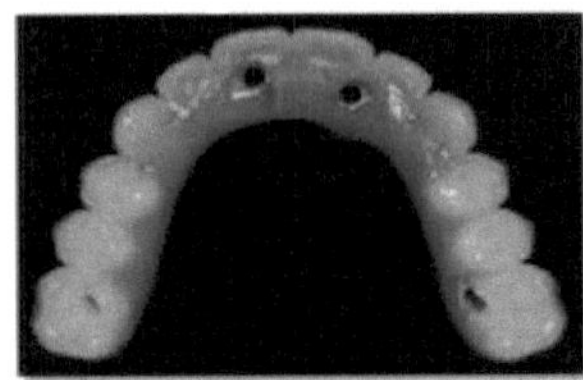

Fig. 6.60 Pre-surgically the maxillary removable denture is converted into a fixed screw-retained implant-supported prosthesis of acrylic resin

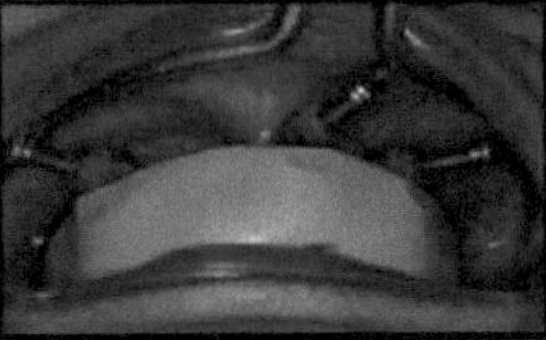

Fig. 6.61 Stabilization of surgical template with anchor pins and surgical index

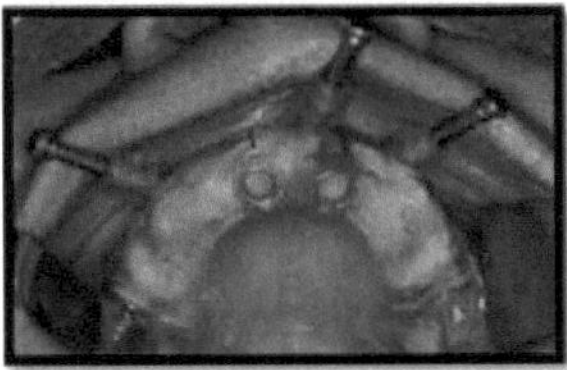

Fig. 6.62 Stabilization of surgical template with anchor pins and surgical index

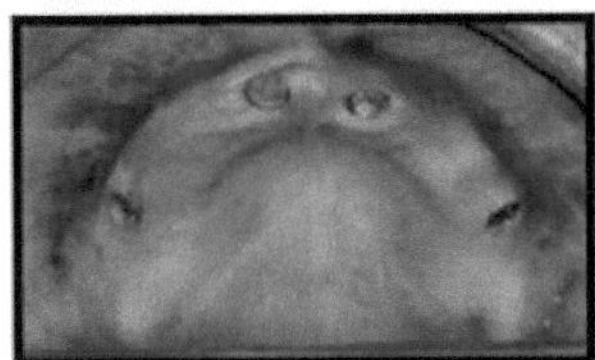

Fig. 6.63 Tissue punch

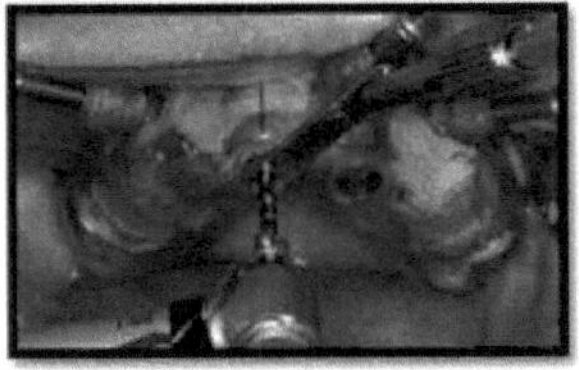

Fig. 6.64 Anterior implant placement: twist drills 2, 2.8, 3.6 mm

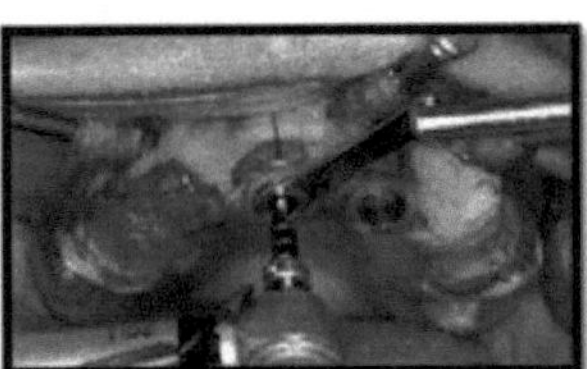

Fig. 6.65 Anterior implant placement: twist drills 2, 2.8, 3.6 mm

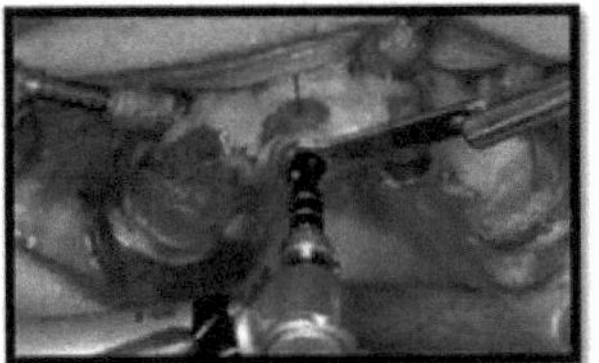

Fig. 6.66 Anterior implant placement: twist drills 2, 2.8, 3.6 mm

Fig. 6.59 Índice cirúrgico e guia para transferir a posição dos pilares angulados de várias unidades

Fig. 6.60 Pré-cirurgicamente, a prótese removível maxilar é convertida numa prótese fixa aparafusada suportada por implantes de resina acrílica

Fig. 6.61 Estabilização da férula cirúrgica com pinos de ancoragem e índice cirúrgico

Fig. 6.62 Estabilização da férula cirúrgica com pinos de ancoragem e índice cirúrgico

Fig. 6.63 Punção de tecido Fig. 6.64 Colocação anterior do implante: brocas helicoidais 2, 2,8,3,6 mm

Fig. 6.65 Colocação anterior do implante: brocas helicoidais 2, 2,8, 3,6 mm

Fig. 6.66 Colocação anterior do implante: brocas helicoidais 2, 2,8, 3,6 mm

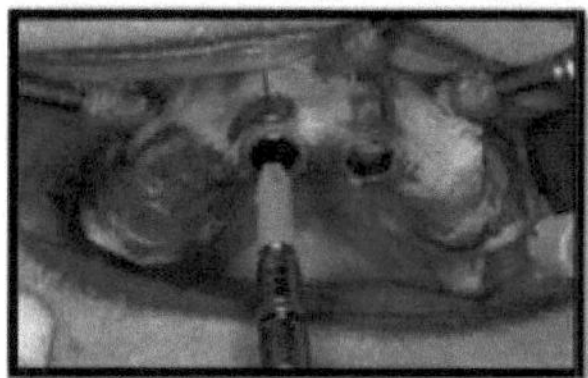

Fig. 6.67 Anterior implant placement: twist drills 2, 2.8, 3.6 mm

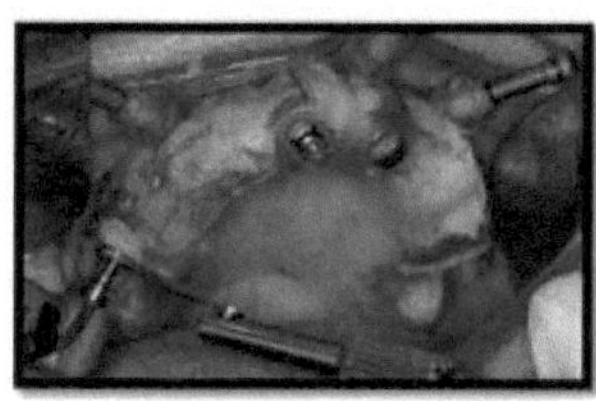

Fig. 6.68 Posterior implant placement: twist drills 2, 2.8, 3.6 mm

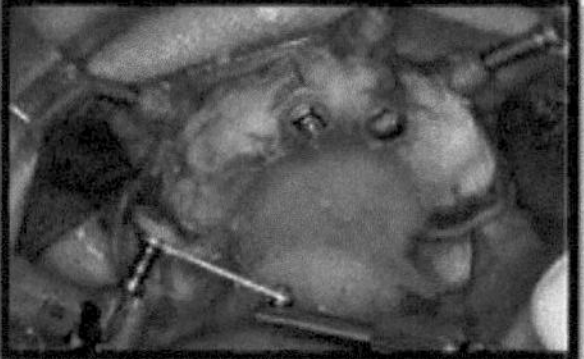

Fig. 6.69 Posterior implant placement: twist drills 2, 2.8 , 3.6 mm

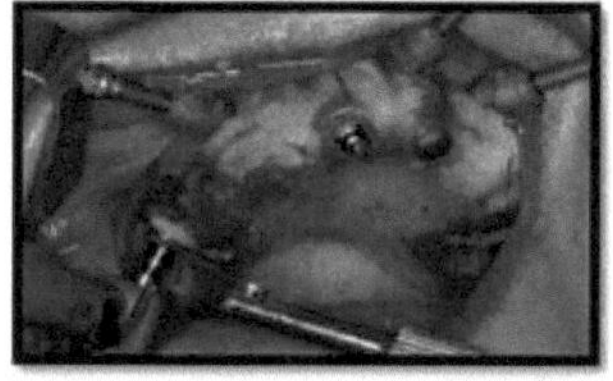

Fig. 6.70 Posterior implant placement: twist drills 2, 2.8, 3.6 mm

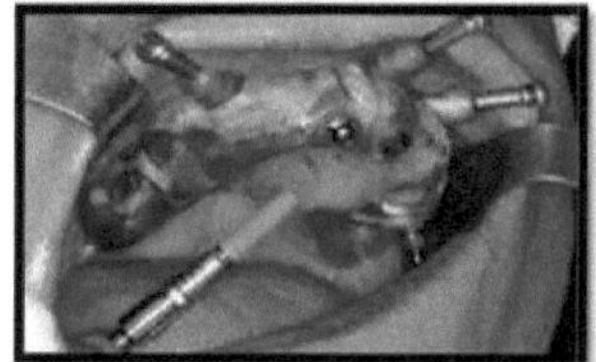

Fig. 6.71 Posterior implant placement: twist drills 2, 2.8, 3.6 mm

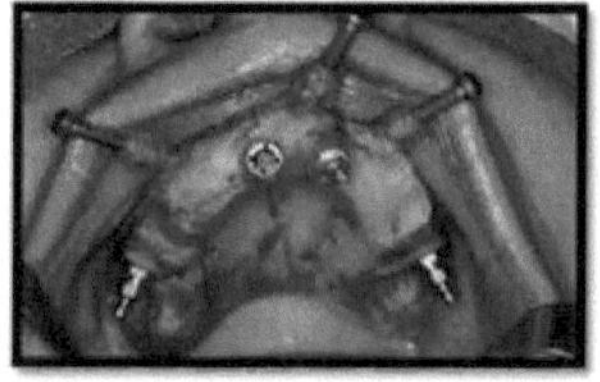

Fig. 6.72 Occlusal view after implant placement with and without the surgical template

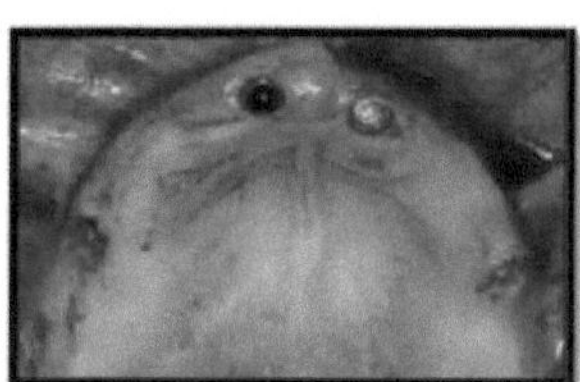

Fig. 6.73 Occlusal view after implant placement with and without the surgical template

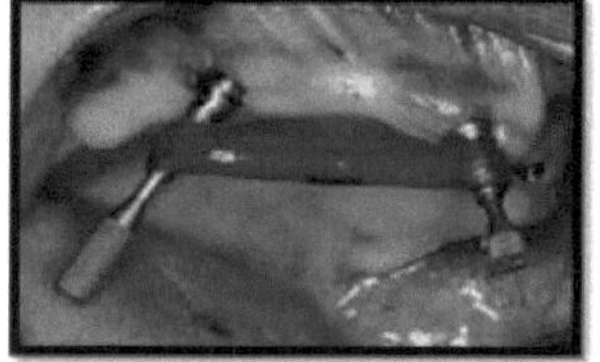

Fig. 6.74 Positioning of the non-engaging angulated abutment with the help of the abutment guide

Fig. 6.67 Colocação anterior do implante: brocas helicoidais 2, 2,8, 3,6 mm
Fig. 6.68 Colocação posterior do implante: brocas helicoidais 2, 2,8, 3,6 mm
Fig. 6.69 Colocação posterior do implante: brocas helicoidais 2, 2,8 ,3,6 mm
Fig. 6.70 Colocação posterior do implante: brocas helicoidais 2, 2,8, 3,6 mm
Fig. 6.71 Colocação posterior do implante: brocas helicoidais 2, 2,8, 3,6 mm
Fig. 6.72 Vista oclusal após a colocação do implante com e sem a férula cirúrgica
Fig. 6.73 Vista oclusal após a colocação do implante com e sem a férula cirúrgica
Fig. 6.74 Posicionamento do pilar angulado não encaixante com a ajuda da guia do pilar

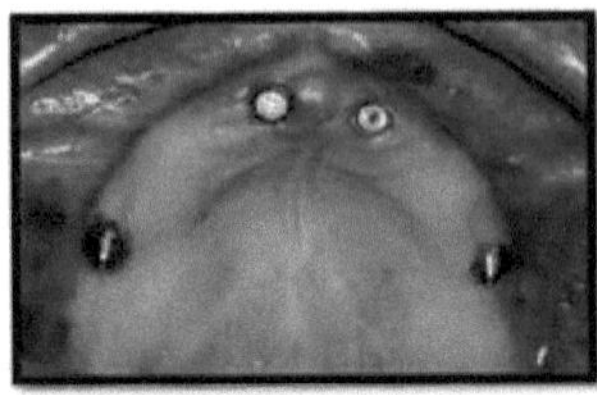

Fig. 6.75 Abutments in place

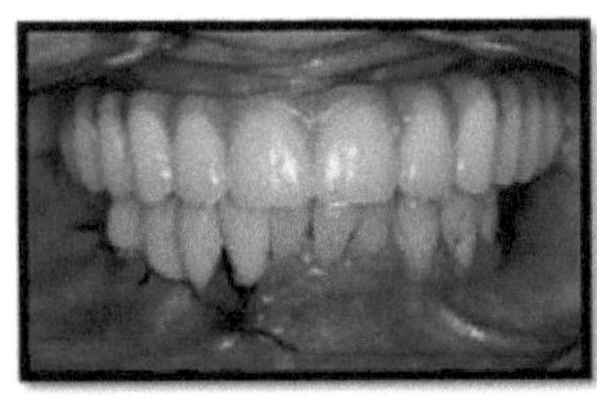

Fig. 6.76 Frontal and occlusal view of the provisional prosthesis

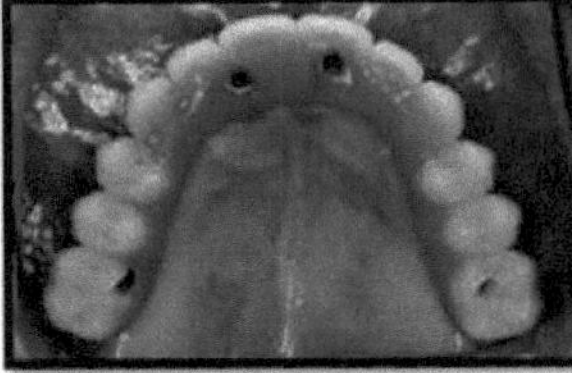

Fig. 6.77 Frontal and occlusal view of the provisional prosthesis

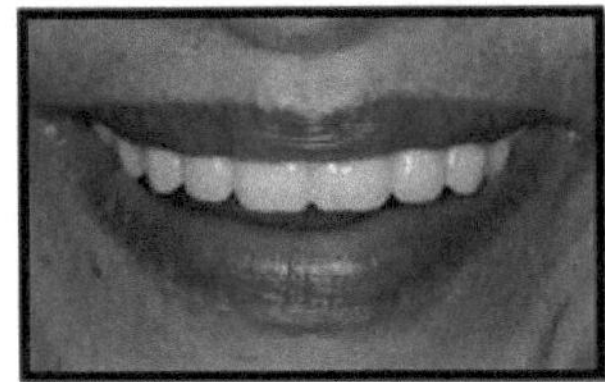

Fig. 6.78 Patient smiling with the provisional prosthesis

Fig. 6.75 Pilares no sítio Fig. 6.76 Vista frontal e oclusal da prótese provisória
Fig. 6.77 Vista frontal e oclusal da prótese provisória
Fig. 6.78 Paciente a sorrir com a prótese provisória

Aplicam-se princípios semelhantes à mandíbula, mas a incisão crestai é feita dividindo o tecido queratinizado existente, e os limites anatómicos são os forames mentais de ambos os lados. Não são efectuadas incisões de libertação, a não ser que sejam absolutamente necessárias, como no caso de reabsorção grave, em que pode ser efectuada uma incisão média para dar mais flexibilidade ao retalho. É efectuada uma redução óssea com o rongeur, a broca redonda ou o dispositivo piezoelétrico para criar uma crista regular para a colocação de implantes e para a contabilização prévia de todos os parâmetros estéticos. O rongeur permite ao cirurgião recolher osso autógeno e, se necessário, utilizá-lo em alguns defeitos ósseos.

Antes de inserir o implante, o cirurgião deve:

1. Posicionar a guia All-on-4 - Uma osteotomia na linha média com uma broca de 2 mm, perpendicular à linha bipupilar, e verificada através da colocação da guia de pinos. A guia adaptável ALL-on-4 pode ser adaptada a todos os tipos e tamanhos de maxilares. Além disso, possui marcas laser rectas com 10 mm de comprimento e um espaço de 7 mm entre elas, dando ao cirurgião a opção de colocar seis implantes rectos ou, se tal não for possível, angular corretamente os implantes posteriores entre 30° e 45°.
2. Reconhecimento das estruturas esqueléticas e musculares - Uma sonda curva é inserida no interior do seio através de uma pequena abertura de janela criada com uma broca redonda, a fim de identificar/mapear a parede anterior do seio. Na mandíbula, a alça do nervo alveolar inferior pode ser verificada através da inserção de uma sonda periodontal no forame, após a elevação cuidadosa do retalho para revelar o forame mental, e a disponibilidade óssea pode então ser identificada.

6.3.2 Colocação de implantes

O cirurgião deve colocar primeiro os implantes inclinados posteriores para determinar o espaço disponível para os implantes anteriores sem correr o risco de interferência inter-implantar no protocolo cirúrgico All-on-4 para a reabilitação da maxila e da mandíbula.

O protocolo de perfuração foi simplificado para utilizar apenas três brocas com o objetivo de subpreparar o local do implante. Como resultado, a profundidade da broca foi gerida (a preparação das duas últimas brocas foi aumentada ou diminuída) em conformidade com a densidade óssea. Como referido anteriormente, o desenho do implante permite a expansão óssea, servindo como osteótomo e broca final para proporcionar a maior estabilidade.
O primeiro passo na preparação é uma broca redonda ou uma broca de precisão, a que se segue uma broca helicoidal de 2 mm que é utilizada em toda a preparação do local do implante. A broca mais importante é a broca helicoidal de 2 mm, uma vez que fornece as informações essenciais sobre a densidade óssea e o comprimento dos implantes. O cirurgião coloca um implante de plataforma regular (RP) de 4 mm de acordo com o tipo de densidade óssea, com base nas informações sobre a densidade óssea: (a) O cirurgião só deve utilizar a broca escalonada de 2,4-2,8 mm e a broca escalonada de 3,2-3,6 mm no aspeto cortical do osso mole, depois de utilizar a broca helicoidal de 2 mm até ao comprimento de implante pretendido; (b) Em osso médio, uma broca helicoidal de 2 nun e uma broca escalonada de 2.4-2,8 mm são ambas utilizadas até ao comprimento desejado do implante, sendo a broca escalonada de 3,2-3,6 mm utilizada apenas na cortical; (c) Em osso denso, todas as brocas são utilizadas até ao comprimento total do tamanho do implante. O implante é então colocado com um binário de inserção mínimo de 30. A cabeça do implante deve finalmente assentar ao nível do osso.
Os implantes posteriores no maxilar são angulados, até 45 graus, em direção à parede anterior do seio. Quando os implantes estiverem na posição apical-coronal correta, o osso que rodeia a cabeça do implante deve ser removido com uma fresa de osso mecânica. Antes de instalar os pilares angulados. Depois de colocar os pilares angulados multi-unit de 30° a 15 Ncm, o ângulo do implante é então reduzido, resultando num cantilever curto ou inexistente com uma emergência entre o primeiro e o segundo pré-molares. A Guia All-on-4 deve ser instalada para ligar os pilares angulados e posicionar protéticamente a saída do parafuso da futura prótese provisória imediata.
O mesmo procedimento de perfuração é utilizado para preparar o implante anterior. O ápice do implante deve encaixar na cortical nasal se a densidade óssea for considerada macia, de modo a obter uma ancoragem bicortical e a estabilidade necessária. Em vez de utilizar a guia All-on-4, os implantes devem ser orientados com uma guia de pinos. Se necessário, o tecido mole palatino tem de ser removido antes da sutura, para evitar que a cobertura do pilar ou o excesso de tecido mole interfira com a coifa de impressão multi-unit e, em última análise, conduza a uma adaptação incorrecta da prótese. A redução do tecido mole bucal não deve ser efectuada porque pode levar a um tecido queratinizado insuficiente à volta dos pilares.
Após a sutura, as coifas de impressão de várias unidades com uma bandeja aberta são aparafusadas aos pilares e esplintadas com fio de aço e resina padrão. Para a moldagem é utilizado apenas elastómero com uma consistência semelhante a massa de vidraceiro.
As tampas de cicatrização são aparafusadas aos pilares depois de terminadas as impressões para apoiar a mucosa peri-implantar enquanto a prótese está a ser feita.

6.4 Padrão All-on-Four: Cirurgia guiada

O procedimento de colocação do implante é efectuado utilizando uma abordagem sem retalho que foi previamente planeada num software 3D, mas segue o mesmo protocolo que a técnica ALL-ON-4 padrão.
Podem utilizar este protocolo os pacientes que cumpram os seguintes critérios de inclusão: (a) volume ósseo suficiente, tal como definido na secção anterior do protocolo All-on-4; (b) capacidade de abertura bucal suficiente (> 40 mm); (c) uma linha de sorriso baixa, ou quando não é necessário o recontorno ósseo; e (d) um maxilar quase desdentado, para que os dentes remanescentes não interfiram com a posição e colocação dos implantes.
Uma restauração de arcada completa pode ser concluída com cirurgia guiada utilizando uma técnica minimamente invasiva, reduzindo o desconforto pós-operatório e o tempo de internamento do paciente.

Antes do procedimento cirúrgico, deve ser seguido um protocolo bem definido com cinco etapas: Exame do paciente (previamente concluído); preparação da guia radiográfica e do exame CBCT; planeamento informático; trabalho laboratorial; e cirurgia.

6.4.1 Exame do doente

A história médica do paciente, as medidas estéticas extra-orais (apoio labial, perfil, dimensão vertical oclusal de acordo com os métodos funcional de Thompson e estético de Willis, linha do sorriso, fonética [52]-[53]) e as caraterísticas intra-orais (forma e relação da arcada, tamanho da mandíbula, classe molar, espaço interoclusal) são todas avaliadas durante uma consulta de planeamento do tratamento pré-operatório. A fim de avaliar com precisão a anatomia do osso (volume e altura) e identificar radiograficamente a localização exacta do forame mental e/ou do seio maxilar, é realizada uma ortopantomografia e uma TCFC.

Uma reabilitação de arcada completa utilizando o conceito All-on-4 pode ser efectuada se o paciente satisfizer os critérios de inclusão (volume ósseo suficiente, linha de sorriso baixa e capacidade de abertura da boca superior a 40 mm).

6.4.2 Preparação da guia radiográfica e do exame de CBCT

A avaliação da prótese removível é o primeiro passo. Deve ser criada uma nova prótese se a prótese existente do paciente não satisfizer os requisitos funcionais e estéticos ou se não for inteiramente feita de resina acrílica. Deve ter um desenho ótimo que represente com precisão a posição dos dentes do paciente e se adapte ao tecido mole (tendo sempre em mente os requisitos da férula cirúrgica).

São feitos seis marcadores de guta percha no lado vestibular e três marcadores no lado palatino da nova prótese, e é efectuada uma TCFC.

O doente é examinado utilizando a técnica de duplo exame, que envolve a realização de um exame CBCT de todo o corpo do doente, incluindo a prótese, e um exame CBTC apenas da prótese.

6.4.3 Planeamento informático

Após a digitalização e correspondência de ambos os CBCTS utilizando o software de planeamento de implantes, pode ser realizado um plano de tratamento 3D preciso para uma cirurgia All-on-4. Para a reabilitação, são selecionados e colocados no software implantes tridimensionais e pilares angulados não engatáveis de várias unidades.

A empresa de produção recebe o ficheiro de encomenda com um pedido para o modelo cirúrgico.

O trabalho laboratorial é concluído e é efectuado um molde em gesso utilizando a férula cirúrgica como guia. Antes da cirurgia, é criado um índice cirúrgico de silicone e todos os procedimentos protéticos são concluídos.

6.4.4 Protocolo de cirurgia

Os pinos de ancoragem são utilizados para estabilizar a férula cirúrgica antes da colocação dos implantes. As osteotomias com pinos de ancoragem são efectuadas enquanto a férula cirúrgica é mantida no lugar pelo índice cirúrgico.

O procedimento é efectuado com as técnicas habituais à mão livre. Procedimento All-on-4, mas com um guia cirúrgico que orienta a perfuração de acordo com o pré-plano gerado por computador.

Para conseguir uma boa estabilidade primária, o cirurgião deve modificar o protocolo de preparação do local do implante.

A férula cirúrgica é removida após a colocação dos implantes, e a fresa de osso é então utilizada para remover o osso que rodeia a cabeça do implante. Os pilares angulados são fixados aos implantes através de um guia de posicionamento já fabricado. Este guia permite ajustar passivamente a prótese provisória, transferindo a posição do modelo para a boca.

Uma dentadura já feita é então transformada numa prótese fixa, suportada por implantes de resina acrílica, e os ajustes oclusais são verificados.

CAPÍTULO 6

UMA ABORDAGEM ABRANGENTE, INTEGRADA, DIGITAL E CIRURGIA GUIADA

7.1 Introdução

Os dentistas encontram dificuldades ao restaurar a aparência e a funcionalidade de pacientes com dentição terminal como resultado de doença periodontal avançada[54] ou ao reabilitar pacientes que são completamente edêntulos, porque é um desafio fazer corresponder as caraterísticas faciais dos tecidos moles aos moldes definitivos utilizados para determinar as necessidades da restauração pretendida.[54] Existem limitações à descrição das estruturas tridimensionais (3D) da face de um paciente utilizando ferramentas de diagnóstico bidimensionais convencionais. O desafio de transferir os pontos de referência anatómicos dos tecidos moles faciais para o molde virtual produzido pelo programa de software de planeamento continua a existir num fluxo de trabalho digitalizado.

A capacidade de criar modelos simulados de pacientes com base em imagens 3D esqueléticas, faciais e dentárias tornou-se possível graças aos avanços tecnológicos. É possível criar um paciente dentário virtual graças à imagiologia tridimensional e à capacidade de combinar diferentes conjuntos de dados (ficheiros DICOM e STL). Em condições estáticas, um paciente virtual pode ser criado através da sobreposição de dados sobre o esqueleto facial, tecidos moles e/ou dentição.

A fim de fornecer um método sistemático de avaliação da estética dentofacial de uma forma lógica e interdisciplinar e de satisfazer a procura de dentes mais atraentes por parte dos pacientes, os dentistas devem familiarizar-se mais com as disciplinas anteriormente independentes da ortodontia, periodontia, dentisteria restauradora e cirurgia maxilofacial.[55]

7.2 Trabalho digital: Aquisição e fusão de dados

Foram criados numerosos programas de software de planeamento 3D como resultado da procura crescente de colocação de implantes minimamente invasiva com a opção de receber uma prótese provisória imediatamente.[56,61] A recolha de dados clínicos, fotografia, digitalizações CBCT, digitalização ótica intra-oral (IOS) das arcadas dentárias ou digitalização ótica extra-oral (EOS) dos moldes de estudo do doente, constituem os primeiros passos num fluxo de trabalho digital em implantologia dentária. A visualização em 3D da anatomia que rodeia o local recetor do implante e das suas caraterísticas dá ao clínico uma melhor compreensão dos requisitos cirúrgicos, protéticos e estéticos do tratamento e pode melhorar a tomada de decisões, tornando o procedimento global do implante mais previsível.[62] Uma visão mais realista das estruturas ósseas e anatómicas, bem como da densidade óssea, tem sido possível graças aos novos desenvolvimentos tecnológicos, que também melhoraram significativamente a aquisição de dados.[63] Isto permitiu a previsão da estabilidade do implante mesmo na fase de planeamento virtual.

7.2.1 Técnica de duplo scan

Uma técnica de digitalização dupla com correspondência baseada em marcadores fiduciais pode ser utilizada para integrar a prótese planeada no modelo craniofacial. É criada uma guia de resina acrílica para radiografia. A prótese do paciente foi duplicada para este guia radiográfico após a aprovação da adaptação e do aspeto. Ao longo dos rebordos lingual e palatino, são posicionados seis a oito marcadores radiopacos ou guta percha de 1,5 mm de diâmetro (Hygienic Temporary Dental Stopping; Coltène/Whaledent, Cuyahoga Falls, OH, EUA). O Exabite II NDS, fabricado pela GC America, Alsip, Illinois, EUA, é um índice rígido de polivinilsiloxano que é feito na relação cêntrica e na dimensão vertical oclusal do paciente. Durante o exame de CBCT, este índice é utilizado para estabilizar a guia radiográfica em relação à dentição oposta (Figs. 7.1, 7.2 e 7.3).

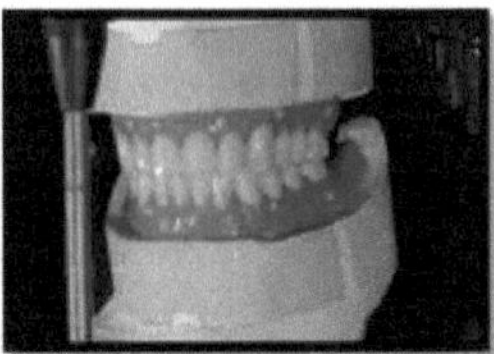

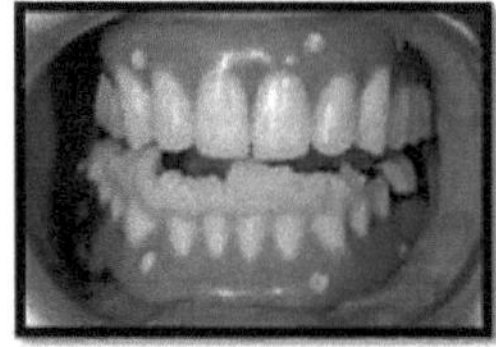

Fig. 7.1 Guia radiográfico com marcadores radio-opacos Fig. 7.2 Guia radiográfico intra-oral com índice de polivinil siloxano rígido

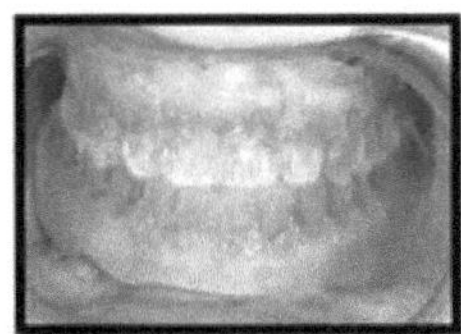

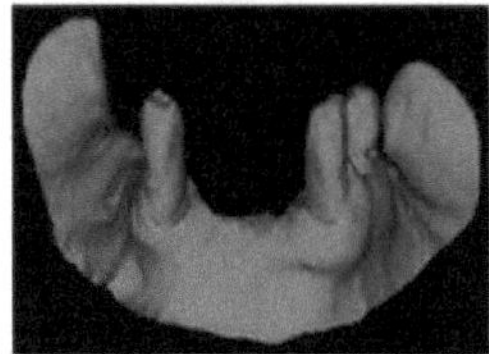

Fig. 7.3 Duplicado claro da configuração do dente Fig. 7.4 Imagens obtidas através de digitalização intra-oral

O doente que usa a guia radiográfica e o índice de silicone é digitalizado separadamente, tal como o doente que usa apenas a guia radiográfica. Para permitir a sua visualização 3D no programa de planeamento de software, a guia radiológica é sujeita a uma segunda digitalização utilizando diferentes parâmetros de exposição. O software pode agora sobrepor a digitalização da anatomia do tecido duro do paciente com a digitalização da guia, mostrando como os dentes se posicionam. Os marcadores radiopacos podem ser fundidos e a prótese pode ser corretamente posicionada dentro das estruturas esqueléticas (arcos maxilares e/ou mandibulares) porque são visíveis em ambos os conjuntos de digitalizações.[64]

Outra fonte potencial de erro é o método de digitalização dupla que utiliza a correspondência baseada em marcadores fiduciais (ou seja, guta percha). O posicionamento da imagem digitalizada da prótese em relação à arcada dentária será incorreto se os marcadores radiopacos não corresponderem corretamente.[65] Quando os artefactos de movimento estavam presentes, Pettersson et al.[66] descobriram que o procedimento de sobreposição automática de marcadores de guta percha encontrado em alguns programas de software ocasionalmente avançava sem notificação de erros. Como resultado, cada procedimento de dupla digitalização deve incluir a verificação da precisão do procedimento de fusão, a fim de garantir a melhor interpretação possível dos dados digitalizados e a redução de erros.

7.2.2 Fluxo de trabalho digital integrado

Devem ser encorajadas as novas tecnologias que combinam dados de CT/CBCT (DICOM) com detalhes sobre os tecidos moles e a morfologia da coroa obtidos a partir de scanners ópticos digitais de alta resolução. Para assegurar uma correspondência adequada entre os dois conjuntos de dados durante a sobreposição dos ficheiros DICOM e de digitalização de superfície ótica (STL), é necessário identificar pelo menos três unidades dentárias ou pontos no maxilar (Figs. 7.4 e 7.5). O principal obstáculo à utilização de um fluxo de trabalho digital integrado em pacientes com dentição completa é a exigência de pontos de referência mútuos em ambos os ficheiros de dados.

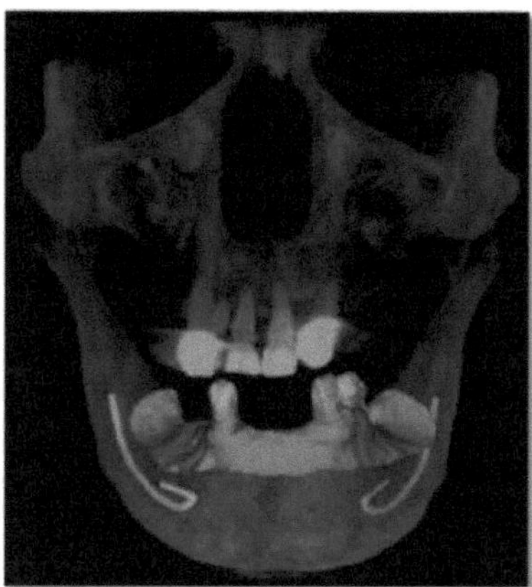

Fig. 7.5 Sobreposição da digitalização intra-oral na CBCT 3D

A análise de Ritter et al. [67] dos resultados de 16 pacientes de 1792 medições avaliou a precisão deste fluxo de trabalho digital recentemente desenvolvido. Os desvios médios entre os dados da CBCT e da digitalização ótica da superfície situaram-se entre 0,03 (0,33) e 0,14 (0,18) mm para todos os pares de dados que foram combinados com êxito. Os resultados deste estudo levaram os investigadores a concluir que o registo de dados de superfície 3D e de dados de CBCT é suficientemente fiável e preciso para o planeamento de implantes. Consequentemente, a discrepância 3D entre o plano virtual e a inserção real do implante pode ser reduzida pelo fluxo de trabalho digital integrado utilizando modelos cirúrgicos suportados por dentes, que são mais precisos do que os modelos cirúrgicos suportados por ossos e mucosas.

O programa de software 3D recentemente lançado (NobelClinician, Nobel Biocare, Kloten, Suíça) utiliza um processo de algoritmo proprietário (SmartFusionTM, Nobel Biocarc) para sobrepor automaticamente os dados DICOM da digitalização CT/CBCT do paciente com os dados STL da digitalização de superfície ótica de alta resolução extra-oral (EOS) e/ou intra-oral (IOS) da anatomia do paciente com ou sem configuração de dentes. Para criar um modelo 3D mais preciso da anatomia dos tecidos duros e moles do paciente, a dentição do paciente é digitalizada e integrada com o modelo craniofacial (tecido duro)[68,69].

Ao oferecer um enceramento digital virtual que é utilizado para visualizar a configuração protética ideal, a disponibilidade da morfologia dentária através de bibliotecas digitais virtuais no software de planeamento irá simplificar ainda mais o planeamento digital. Os ficheiros de estereolitografia (STL) dos modelos digitais do doente podem ser utilizados para realizar o enceramento de diagnóstico virtual, ajudando no planeamento digital da cirurgia de implantes (Fig. 7.6). Ainda é difícil criar um modelo tridimensional (3D) do rosto do doente que tenha a dentição na posição anatomicamente ideal, tanto para a função como para a aparência.

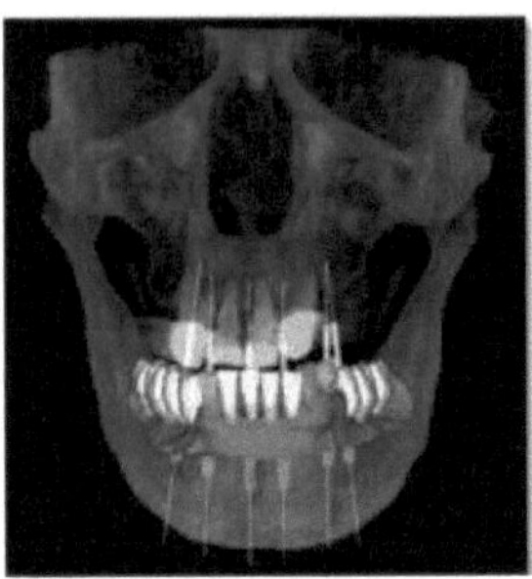

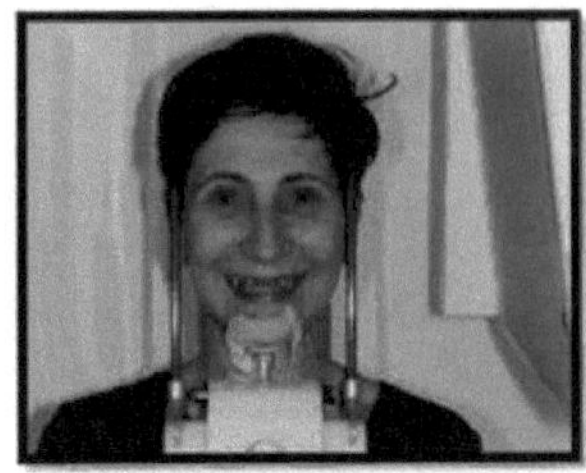

Fig. 7.6 Enceramento de diagnóstico virtual e para ajudar no planeamento digital da cirurgia Fig. 7.7 Paciente posicionado para um exame de sorriso

7.2.3 O scanner sorridente

Os autores começaram a estudar a possibilidade de obter o exame de TCFC enquanto o paciente exibe um sorriso largo no rosto durante o exame, de modo a reduzir o número de conjuntos de dados 3D e a simplificar um plano de tratamento digital mais completo, orientado para a face, para restaurações suportadas por implantes em arcadas cruzadas. Este procedimento foi apelidado pelos autores de "smiling scan" (digitalização sorridente). O sorriso é uma expressão facial que se inicia com a flexão dos músculos orbiculares de ambos os lados da boca sem falar, expondo os dentes da frente. Antes do exame, o paciente recebe as seguintes instruções.

Com os seguintes parâmetros: FOV (140 mm de altura, 100 nun de largura), alta resolução (tamanhos de voxel de 0,25 mm), kV 90, mA 10, tempo de exame de 18 s com um tempo de exposição efetivo de 6 s, todos os doentes foram examinados com um dispositivo de CBCT de alta velocidade (Scanora 3Dx, Soredex, Tuusula, Finlândia). Através da utilização do posicionador da estrutura da cabeça, a cabeça do doente foi fixada de forma segura à cadeira do aparelho de CBCT. Para evitar quaisquer limitações aos movimentos musculares durante o sorriso, não foram utilizados o apoio e o suporte do queixo (Fig. 7.7). O clínico pode importar todos os pormenores sobre a anatomia facial 3D do doente utilizando apenas um conjunto de dados, graças ao exame de CBCT do sorriso. Para capturar os dentes existentes do paciente quando este sorri, os restantes dentes são mantidos em contacto.

As relações entre os terços superior, médio e inferior do rosto, as linhas de simetria, a colocação e a forma dos lábios durante um sorriso largo, a anatomia geral dos ossos extra-orais e intra-orais, bem como a dentição remanescente, estão todos incluídos neste processo. Quando uma ou ambas as arcadas dentárias estão completamente ausentes, o paciente é examinado enquanto usa uma prótese. Neste caso, o exame a sorrir permitirá ao médico avaliar com precisão a zona estética, visualizando no software a relação entre os lábios, as bochechas e as próteses actuais durante o sorriso. O exame de CBCT a sorrir é efectuado sem quaisquer próteses removíveis na boca quando o paciente tem uma dentição terminal (pelo menos três dentes residuais por arcada para fornecer o número correto de pontos de referência para a sobreposição digital dos conjuntos de dados DICOM e STL) (Fig. 7.8, 7.9 e 7.10).

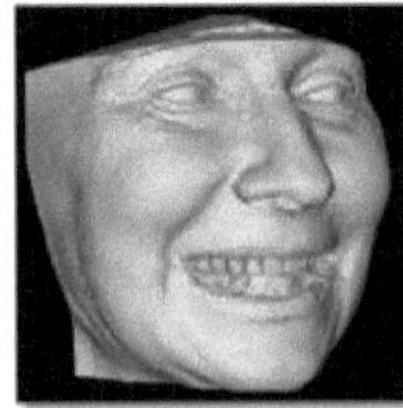

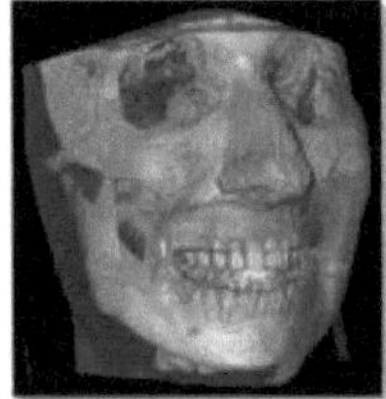

Fig. 7.8 Digitalização sorridente com sobreposição de tecidos moles Fig. 7.9 Digitalização sorridente com pontos de referência ósseos

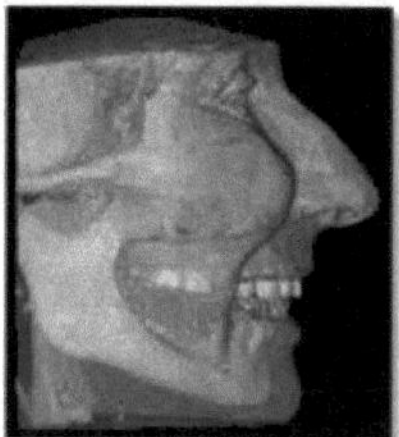

Fig. 7.10 Vista lateral do exame sorridente

7.3 Exame cirúrgico

Após a conclusão do planeamento e a aprovação do médico, os dados digitais são utilizados para criar a férula cirúrgica utilizando prototipagem rápida CAM (fresagem ou impressão 3D), que será suportada por mucosa no caso de um doente completamente desdentado ou suportada por dentes no caso de um doente com dentição. Os casquilhos metálicos de broca/guia são normalmente colados à mão nas aberturas encontradas nos modelos cirúrgicos assistidos por computador, seguindo-se a produção utilizando técnicas de fotopolimerização baseadas em imagens tridimensionais e num desenho tridimensional.[70 71]

De acordo com o que é utilizado para suportar o modelo, estão descritas na literatura as seguintes variedades de guias cirúrgicos:

-A férula cirúrgica é suportada pelos dentes: Durante a colocação do implante, esta férula cirúrgica é rigidamente suportada pelos dentes da superfície oclusal, apoiando-se neles. Os dentes estratégicos que foram mantidos para suportar a férula cirúrgica no caso de um paciente com dentição terminal serão extraídos após a colocação dos implantes.

- Fôrma cirúrgica apoiada na mucosa: A fôrma cirúrgica é colocada sobre a mucosa. Os pacientes que não têm dentes utilizam esta técnica.
- Fôrma cirúrgica com suporte ósseo: Após a abertura de um retalho mucoperiosteal de grandes dimensões, a férula cirúrgica é elevada.
- Gabarito cirúrgico com suporte especial: A férula cirúrgica é inserida antes ou durante a cirurgia de implante propriamente dita e fixada a implantes (mini) ou implantes de pinos.

Enquanto os mini-implantes de referência foram utilizados para suportar o modelo radiográfico durante o exame de tomografia computorizada e a guia cirúrgica final, levando ao carregamento imediato de uma prótese pré-fabricada suportada por implantes, a precisão das guias cirúrgicas suportadas por osso foi considerada a mais baixa. No entanto, o posicionamento dos mini-implantes antes dos procedimentos cirúrgicos primários é demasiado moroso, difícil e de difícil utilização na prática quotidiana. Os desvios para as guias suportadas por dentes foram de 0,87 0,40 mm (desvio coronal), 0,95 0,60 mm (desvio apical) e 2,94° (desvio angular), todos eles significativamente inferiores aos das guias suportadas por mucosa e osso.

Devido à inclinação e flexão do modelo, também foi descoberto um desvio maior para modelos que dependem de ancoragem unilateral (modelos suportados por dentes de extremidade livre, como os pacientes parcialmente dentados da Classe I ou II de Kennedy).[72]

- .3.1 Tipo de cirurgia guiada (colocação totalmente guiada, semiguidada/perfuração piloto e colocação de implantes à mão livre)

Com o protocolo totalmente guiado, o local do implante pode ser preparado e colocado utilizando a férula cirúrgica (Fig. 7.11). Para iniciar a osteotomia (perfuração piloto), um protocolo semi-guiado permite a utilização da broca helicoidal inicial; no entanto, as brocas helicoidais finais de maior diâmetro e a instalação do implante são efectuadas utilizando uma técnica à mão livre (Figs. 7.12 e 7.13). Quando o local do implante precisa de ser aumentado, em alvéolos de extração recém-criados, ou quando o espaçamento mesial-distal é demasiado pequeno para acomodar o diâmetro das mangas de guia da broca, os protocolos semi-guiados podem ser muito úteis (Figs. 7.14 e 7.15).

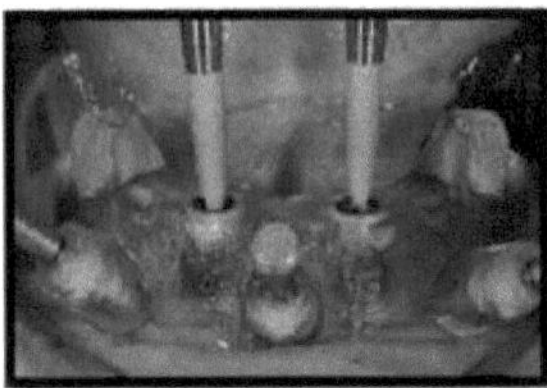

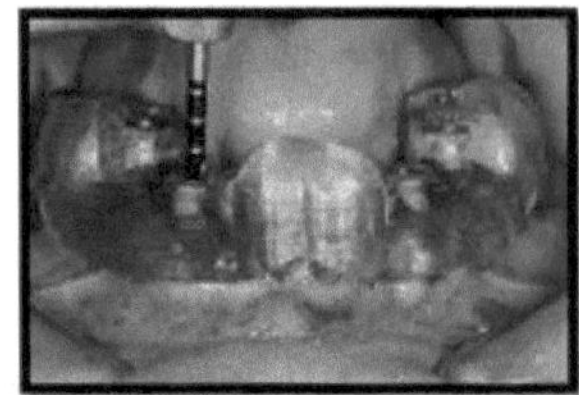

Fig. 7.11 Implantes colocados através da férula cirúrgica guiada Fig. 7.12 Protocolo semi-guiado utilizando a broca de torção inicial para iniciar a osteotomia

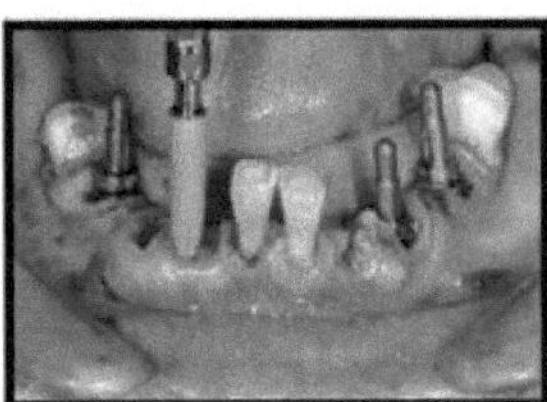

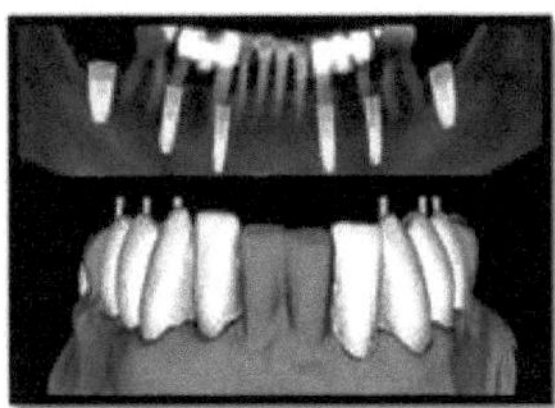

Fig. 7.13 Instalação do implante utilizando uma técnica à mão livre após a utilização do protocolo semi-guiado Fig. 7.14 Trabalho para o protocolo semi-guiado

7.3.2 Técnica Cirúrgica Minimamente Invasiva: Sem retalho vs. com retalho

Quando se utiliza a técnica à mão livre, os cirurgiões elevam frequentemente os retalhos mucoperiosteais para melhorar a visualização do local recetor. Devido ao facto de as posições dos implantes serem pré-determinadas e de a férula cirúrgica fornecer orientação cirúrgica intra-operatória, isto pode já não ser necessário quando se colocam implantes totalmente guiados. A utilização de técnicas CAD-CAM pode permitir que os médicos concluam com êxito os procedimentos de reabilitação baseados em implantes sem elevar ou mesmo sem utilizar grandes retalhos mucoperiostais, minimizando a dor e o desconforto para o doente.

A recuperação da arquitetura dos tecidos moles é melhorada por técnicas cirúrgicas sem retalho ou com mini retalhos, que mantêm o fluxo sanguíneo nos tecidos moles.[73] O resultado estético dos implantes unitários pode ser melhorado com uma abordagem sem retalho devido ao recrescimento da papila entrançada e a um padrão de reabsorção óssea mais favorável.[74] [75] Evitar a elevação do retalho parece melhorar o resultado da mucosa peri-implantar, especialmente em termos de preservação máxima da papila peri-implantar e diminuição da recessão da mucosa.[76]

Além disso, uma abordagem sem retalho evita a elevação do retalho mucoperiosteal, mantém a integridade do plexo supraperiosteal e do periósteo em contacto com o osso, preservando o potencial osteogénico e o fornecimento de sangue ao implante e/ou ao osso subjacente. Em pacientes que foram recentemente submetidos a enxertos ósseos, a cirurgia sem retalho pode também diminuir a reabsorção óssea provocada pela interrupção do fornecimento de sangue periosteal. A perda óssea é acelerada pela desnudação óssea. Devido ao stress associado à duração da intervenção cirúrgica e ao maior risco de complicações intra e pós-operatórias, a cirurgia sem retalhos guiada por computador pode permitir o tratamento com implantes em doentes clinicamente vulneráveis que, de outra forma, seriam excluídos. A capacidade de carregar os implantes de imediato é outra vantagem da colocação de implantes utilizando uma abordagem totalmente guiada.

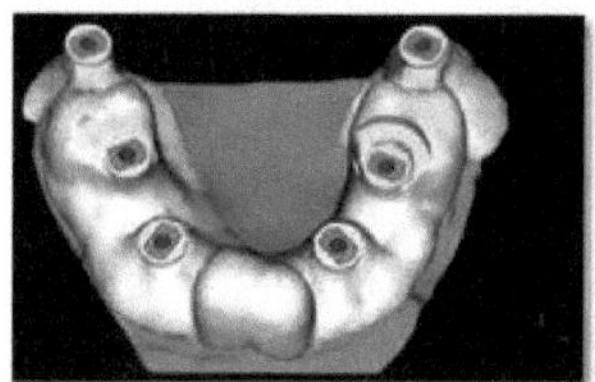

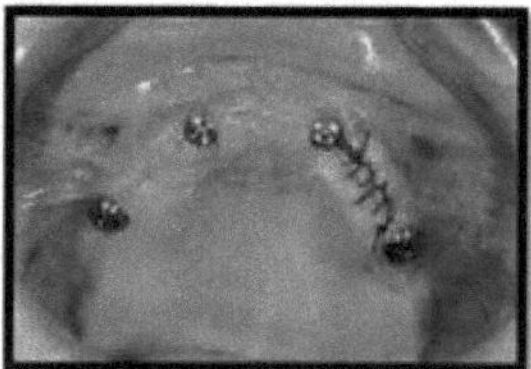

Fig. 7.15 Imagem digital da guia de broca piloto

Fig. 7.16 A cirurgia à mão livre sem retalho deve ser reservada a clínicos muito experientes

Sem a elevação de um retalho, a verdadeira topografia do osso disponível por baixo não pode ser vista durante a cirurgia tradicional à mão livre. A palpação clínica por si só não é aconselhada em casos complexos, porque a mucosa espessa e o epitélio podem esconder uma colocação incorrecta do implante, um rebordo estreito ou uma perfuração do osso cortical no lado vestibular ou lingual. A cirurgia sem retalho à mão livre só deve ser sugerida por cirurgiões qualificados em circunstâncias cuidadosamente escolhidas e bem planeadas e quando existe volume ósseo suficiente (Fig. 7.16).

7.3.3 Protocolo de perfuração

Para direcionar a colocação do implante na posição virtualmente desejada, os cilindros metálicos ocos são transformados em modelos cirúrgicos estereolitográficos. O Exabite II NDS, fabricado pela GC Europe em Haasrode- Leuven, Bélgica, é um índice de oclusão cirúrgica que permite que a férula cirúrgica seja colocada com precisão durante a intervenção.

Antes da cirurgia, o ajuste exato da férula cirúrgica deve ser examinado manual e visualmente. Tanto os pacientes edêntulos como os dentados podem beneficiar do índice oclusal cirúrgico, especialmente quando os dentes restantes não estão corretamente posicionados na arcada dentária residual para ajudar a estabilizar mecanicamente a guia cirúrgica. Três a quatro pinos de ancoragem pré-planeados para os totalmente edêntulos e, pelo menos, um pino de ancoragem para os parcialmente dentados são utilizados para estabilizar a férula cirúrgica depois de esta ter sido colocada.

É necessário preparar os locais dos implantes de acordo com as instruções do fabricante. No entanto, as diretrizes podem ter de ser alteradas em caso de má qualidade óssea ou de alvéolos recentemente extraídos. Quando se pretende efetuar uma provisionalização imediata, os locais dos implantes podem ter de ser subpreparados sem a colocação de parafusos, de modo a obter a estabilidade mecânica primária necessária.

Quando o torque de inserção é superior a 40 Ncm ou a leitura da estabilidade do implante é superior a 70 ISQ, é aconselhável carregar os implantes de imediato. Os autores preferem deixar os implantes submersos durante 3 meses se o torque de inserção for inferior a 35 Ncm ou o valor ISQ for inferior a 55. Para evitar medições imprecisas causadas pelo potencial de ligação dos suportes dos implantes (suportes de implantes) à medida que são passados através da férula, o torque de inserção do implante deve ser medido com a chave de torque manual após a remoção da férula cirúrgica.

Com exceção dos implantes pós-extração imediata, que são posicionados cerca de 1,5 mm abaixo do pico ósseo mais coronal, ou em circunstâncias em que os requisitos protéticos exijam uma colocação mais profunda, o colo dos implantes deve estar nivelado com o osso. Os implantes são encaixados bicorticalmente sempre que possível.

7.4 Protocolo protético

7.4.1 Próteses provisórias

Os gabaritos cirúrgicos estereolitográficos podem ser utilizados para criar os moldes principais prcopcrativc após a fixação das réplicas de implantes ao gabarito cirúrgico para criar uma restauração provisória de resina acrílica, aparafusada, reforçada por metal, sem qualquer cantilever para carga imediata do implante.

Se forem utilizados pilares provisórios de titânio, é utilizada resina de poliuretano autopolimerizável (Voco, Cuxhaven, Alemanha) para revestir as próteses provisórias pré-fabricadas de resina acrílica, reforçadas com metal e aparafusadas, em pilares provisórios de titânio não encaixáveis. A precisão marginal, a retenção e a estabilidade são verificadas quanto à exatidão imediatamente antes da entrega da restauração provisória. Utiliza-se um papel articulador de 40 mm (**Bausch** Articulating Paper, Colónia, Alemanha) para avaliar cuidadosamente a oclusão até se obterem contactos oclusais ligeiros e distribuídos uniformemente por toda a arcada protética. Quando as interferências do lado não funcional estão ausentes, as excursões laterais devem resultar em desoclusão posterior. Normalmente, os pacientes são chamados 3 dias após a entrega para avaliar a oclusão e resolver quaisquer problemas que possam estar a ter. 7 dias após a colocação do implante, o doente é novamente chamado para verificar a oclusão, remover a sutura e ensinar ao doente as medidas de higiene oral (Fig. 7.17).

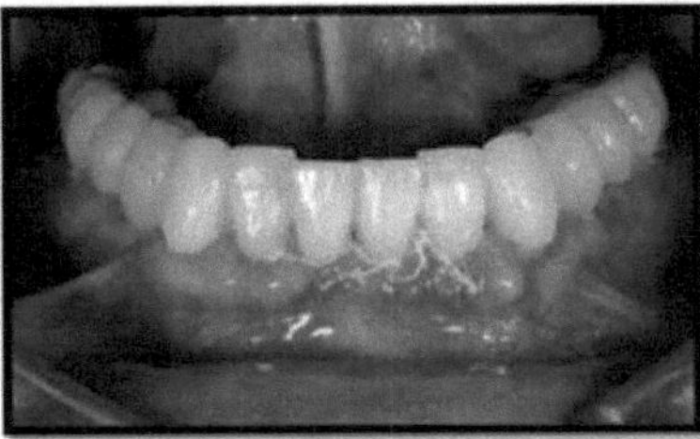

Fig. 7.17 Restauração provisória in situ

7.4.2 Próteses definitivas

Com o advento das restaurações de zircónia CAD-CAM, o clínico tem agora soluções previsíveis e acessíveis para os desafios de restauração de implantes de arcada completa. Para a restauração de próteses de implantes de arcada completa, foram recomendadas estruturas de porcelana fundida com zircónia, e estudos sobre próteses suportadas por implantes de arcada completa baseadas em zircónia mostraram resultados clínicos encorajadores a curto prazo.

De forma a criar um modelo de contorno completo, foram aparafusados pilares não encaixantes (Nobel Biocarc AB) no molde mestre. O índice de silicone foi então preenchido com uma resina acrílica de baixa contração (GC Pattern resin LS, GC Europe NV). Foi utilizado um procedimento de corte para modificar a estrutura de resina acrílica para assegurar que tinha a espessura mínima necessária de conectores e volume suficiente para suportar uma única coroa de contorno completo de dissilicato de lítio. Com um mínimo de 5 mm de altura e 4 mm de largura entre as unidades, a área dos conectores das estruturas de arcada completa tinha uma área de secção transversal mínima de 20 mm (Figs. 7.18, 7.19 e 7.20).

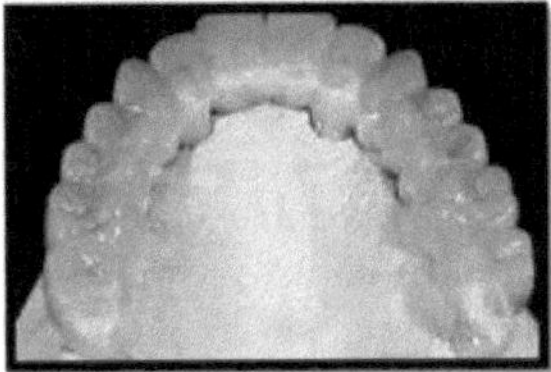

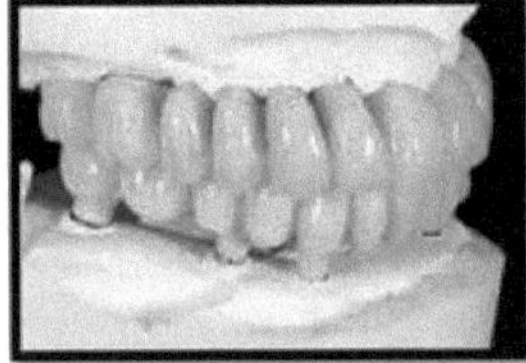

Fig. 7.18 Estrutura de zircónio de contorno completo.

Fig. 7.19 Restaurações definitivas de zircónia com coroas individuais de dissilicato de lítio

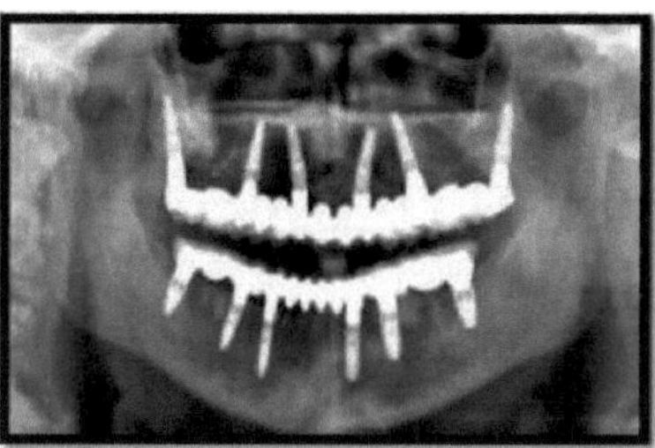

Fig. 7.20 Radiografia panorâmica de restaurações definitivas para mostrar o ajuste e os níveis ósseos

Todas as informações acima mencionadas relativas às próteses provisórias utilizando a digitalização ótica de superfícies EOS podem ser importadas diretamente para o software CAD-CAM protético utilizando o fluxo de trabalho digital integrado após as próteses terem sido aparafusadas no molde mestre. A conceção e o fabrico CAD-CAM da estrutura de zircónia devem ser adaptados à morfologia dos tecidos moles, de modo a reduzir o risco de complicações biológicas e, ao mesmo tempo, facilitar o acesso higiénico aos implantes de suporte e melhorar a manutenção da higiene oral.

CAPÍTULO 7

CONSIDERAÇÕES MATERIAIS PARA O ARCO COMPLETO RESTAURAÇÕES SUPORTADAS POR IMPLANTES

As restaurações suportadas por implantes fixos de arcada completa podem agora ser criadas utilizando uma variedade de materiais. Infelizmente, não existem muitas provas sólidas na literatura no que respeita ao melhor tipo de material a utilizar. Não há provas de que um desenho seja melhor do que outro ou de que um conjunto de materiais seja melhor do que outro. A maioria dos artigos são relatos de casos que acompanham um pequeno grupo de doentes durante um breve período de tempo.[77] Estes relatos dão-nos informações úteis, mas não podem ser considerados como provas efectivas.

As considerações de design no fabrico da prótese incluem, mas não se limitam a :

1. Trajetória de acesso ao parafuso
2. Espaço de restauração
3. Natureza da dentição oposta
4. Exigências estéticas
5. Área da secção transversal da estrutura para cantilevers e em torno de canais de parafuso
6. Facilidade de fabrico e passividade

8.1 Trajetória de acesso aos parafusos

A retenção de parafusos tem vantagens distintas quando se concebe uma restauração implanto-suportada de arcada completa esplintada. Estas vantagens incluem o seguinte:

1. Utilizando um teste de parafuso único, as radiografias podem ser utilizadas para confirmar a exatidão do ajuste das restaurações aparafusadas.
2. A entrega de uma restauração aparafusada demora menos tempo porque não é necessário limpar o cimento.
3. A possibilidade de recuperação completa de restaurações aparafusadas é vantajosa pelas seguintes razões

(a) Manutenção periódica - é um procedimento relativamente simples remover a prótese, se necessário, para aceder aos acessórios e aos pilares intermédios.

(b) Lidar com parafusos soltos - o acesso aos parafusos é normalmente direto.

(c) Fratura da prótese - a prótese pode ser facilmente removida para reparação.

(d) Modificação da prótese - pode acomodar questões como a remodelação contínua dos tecidos.

(e) Gestão das complicações dos acessórios dentários - o acesso para lidar com a falha do implante, problemas peri-implantares, infeção, etc. está mais facilmente disponível.

As situações clínicas em que a trajetória de acesso ao parafuso se encontra frequentemente numa posição indesejável são cada vez mais frequentes. Neste caso, o médico tem duas opções:

1. Utilizar pilares pré-angulares - Para obter os melhores resultados estéticos, os pilares pré-angulares têm alturas de colar específicas.
2. Utilização de uma restauração de duas partes que consiste numa estrutura primária para corrigir a trajetória do implante e uma segunda supraestrutura fixada por parafusos. É necessária mais investigação para validar a utilização clínica deste tipo de restaurações, uma vez que existe uma escassez de dados de acompanhamento a longo prazo (Figs. 8.1-8.5).

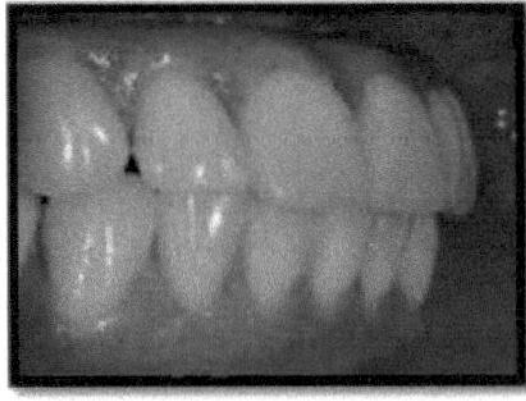

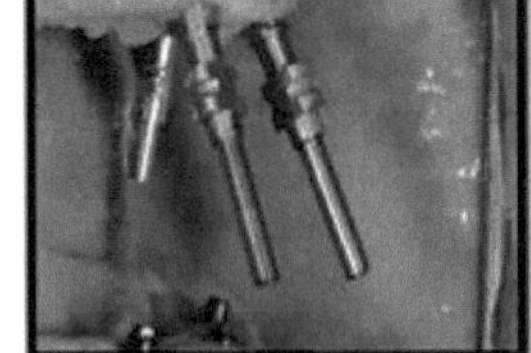

Fig. 8.1 Perfil de emergência inadequado.

Observar o rebordo quando a restauração sai do implante

Fig. 8.2 A trajetória dos implantes foi considerada no fabrico da prótese. Os pilares pré-angulados devem ser selecionados para corrigir a trajetória dos implantes dentários.

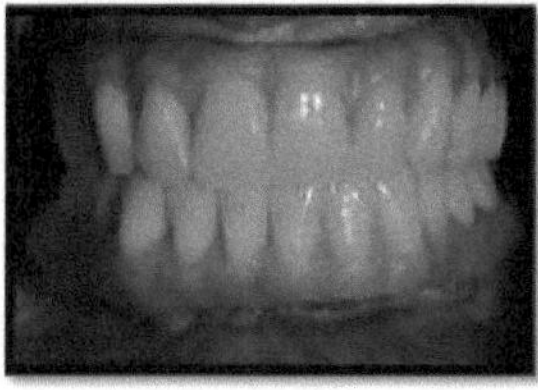

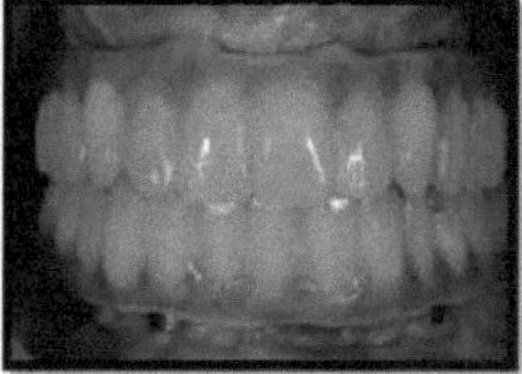

Fig. 8.3 Prova de diagnóstico em cera com perfil de emergência corrigido.

Fig. 8.4 Restauração provisória fabricada para testar a estética e a fonética.

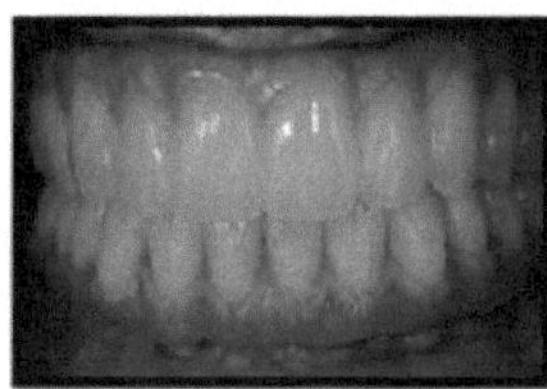

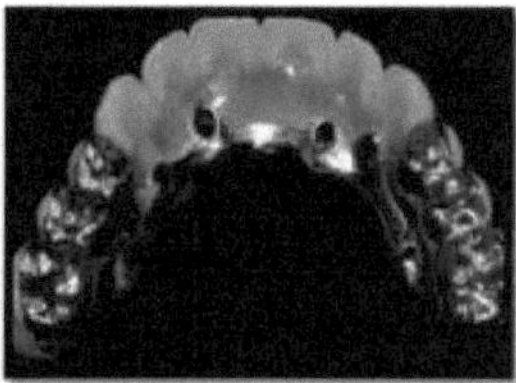

Fig. 8.5 Restaurações definitivas com perfil de emergência correto.

Fig. 8.6 A fresagem de oclusais de titânio pode manter a dimensão vertical

8.2 Espaço de restauração

Uma das situações mais frequentes que pode pôr em risco uma restauração é a falta de espaço para a restauração.[7]* Um espaço insuficiente para a cicatrização conduzirá a

(a) Complicações relacionadas com procedimentos de restauração, tais como falha de material que necessite de substituição ou reparação do material de revestimento, ou fratura completa da estrutura que resulte na falha de toda a restauração protética

(b) Mudar o tipo de restauração do plano de tratamento para um que se adapte melhor ao espaço disponível.

As diretrizes gerais para os requisitos de espaço são as seguintes:

(a) A dentição oposta deve estar a pelo menos 10 mm de distância da cabeça do implante para que possam ser utilizadas restaurações monolíticas fixas de zircónio de contorno completo.

(b) As restaurações feitas de porcelana fundida com metal ou zircónia necessitam de um espaço mínimo de 12 mm entre a cabeça do implante e a dentição oposta.

(c) A distância entre a cabeça do implante e a dentição oposta deve ser de, pelo menos, 15 mm para as restaurações fixas de resina acrílica que se ligam ao titânio.

(d) Os sobredentes suportados por implantes necessitam de um espaço mínimo de 16 milímetros entre eles e os dentes opostos[79].

8.3 Natureza da dentição oposta

Os pacientes com restaurações implanto-suportadas têm uma propriocepção mais baixa, de acordo com a literatura.[80] Ao elaborar planos de tratamento para arcadas opostas para restaurações fixas, este facto deve ser tido em conta. Os pacientes devem estar conscientes de que quando os implantes são colocados em arcadas opostas, os requisitos de manutenção são significativamente mais elevados do que quando os implantes são colocados em oposição aos dentes naturais ou a uma prótese. A fratura e o desgaste do material na superfície oclusal foram as complicações mais frequentes (Fig. 8.6).

Outro estudo [81] examinou o desenho de superfícies oclusais feitas de metais nobres, porcelana feldspathic e acrílico. Para manter a dimensão vertical da restauração e assegurar que os contactos oclusais são estáveis, as ligas de ouro tipo 3 e tipo 4 foram preferidas como materiais oclusais. No entanto, para a superfície oclusal, os pacientes preferem materiais da cor do dente. O material preferido para a superfície oclusal tem sido historicamente a porcelana fcldspathic, mas nos últimos dez anos, a zircónia tornou-se mais prevalente. O impacto da zircónia na dentição oposta tem sido uma área de preocupação. Verificou-se que a zircónia era menos abrasiva para a dentição oposta do que a porcelana fcldspática em estudos laboratoriais que comparavam a capacidade de desgaste dos dois materiais.

Quando se projectam próteses totalmente implanto-suportadas para as arcadas maxilar e mandibular em conjunto, há uma situação clínica em que é importante considerar a dentição oposta. Foi sugerido restaurar a arcada mandibular com uma prótese de resina acrílica ligada a titânio e a arcada maxilar com uma prótese de cerâmica à base de zircónia.[82] Seguem-se alguns benefícios da utilização deste desenho de arcada oposta:

(a) A utilização de cerâmica no maxilar resulta numa estética máxima com um mínimo de manchas ao longo do tempo

(b) Não há relatos de "estalidos" por parte de pacientes com superfícies cerâmicas opostas

(c) O sistema é flexível e resistente

(d) Os custos são mais baixos (Fig. 8.7).

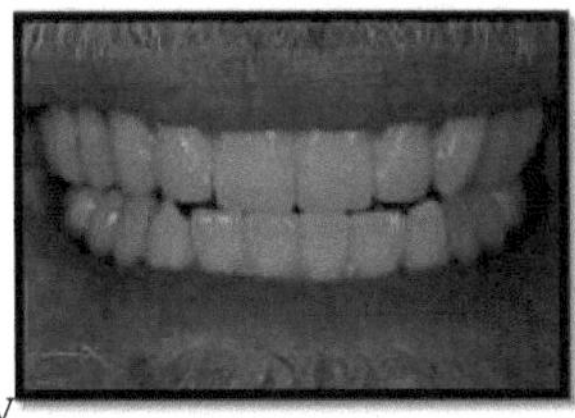

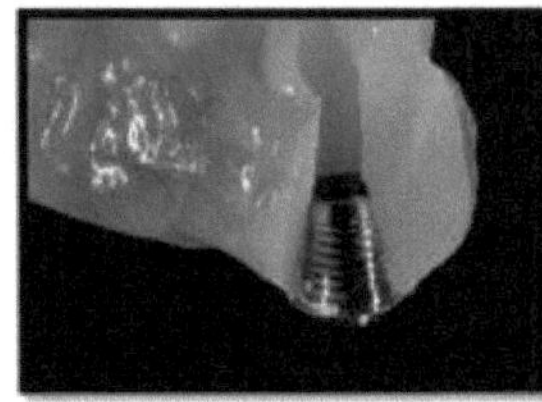

V

Fig. 8.7 A utilização de zircónia na maxila e de resina acrílica de titânio na mandíbula tem muitas vantagens

Fig. 8.8 A espessura inadequada da zircónia à volta do orifício de acesso ao parafuso resultará na fratura da estrutura de zircónia

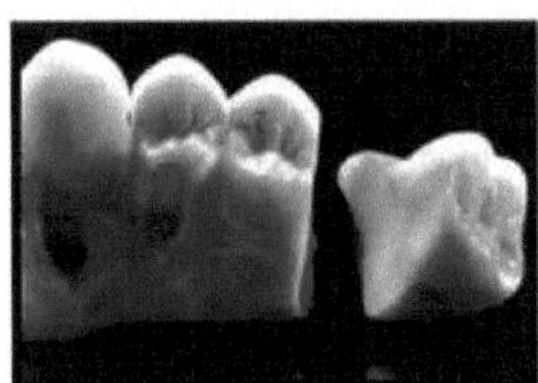

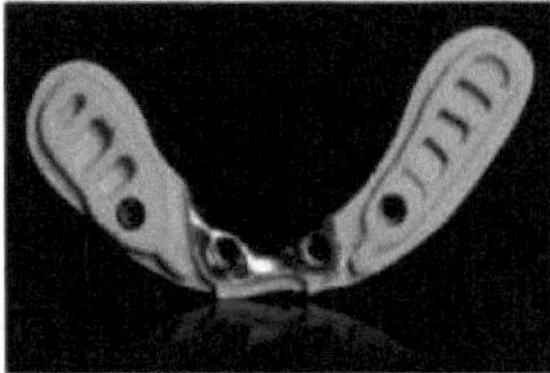

Fig. 8.9 Os cantilevers também devem ser minimizados na zircónia, uma vez que podem resultar em fratura

Fig. 8.10 Caraterísticas originais das estruturas de ouro

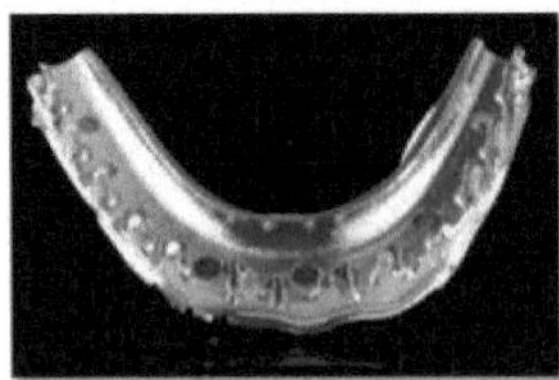

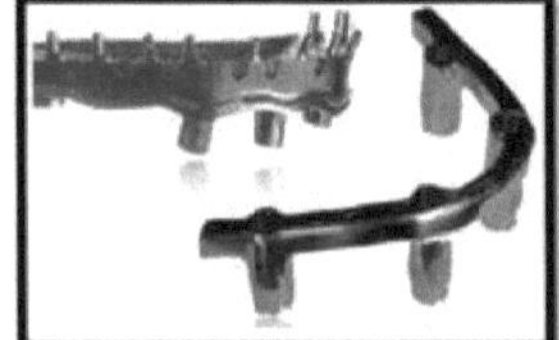

Fig. 8.11 Estruturas de titânio com caraterísticas semelhantes às estruturas de ouro originais

Fig. 8.12 Exemplos de estruturas envolventes e em forma de L

8.4 Exigências estéticas

Quando se utilizam estruturas de ligas nobres e de zircónia como subestrutura, é possível obter uma estética comparável. Ambos os materiais se comportam de forma semelhante quando avaliados esteticamente e bloqueiam a transmissão da luz do ponto de vista ótico[83].

Quando comparadas com as restaurações de resina acrílica ligada a titânio, as restaurações à base de cerâmica com estruturas de liga altamente nobre ou zircónia têm menos probabilidade de manchar ao longo do tempo e produzem resultados estéticos mais estáveis e a longo prazo. Quando a reabilitação de implantes de boca inteira estiver concluída, a cerâmica deve ser considerada para restaurações maxilares e a resina acrílica de titânio na mandíbula.

8.5 Cantilevers

8.5.1 Área da secção transversal da estrutura para cantileveres e canais de parafuso

Imediatamente distal ao implante terminal e à volta dos canais de acesso aos parafusos, a secção cantilever da prótese necessita de volume suficiente (Figs. 8.8 e 8.9). Centrando-se nos cantilevers, o tamanho do conetor é essencial para as estruturas de titânio e zircónia, bem como para as ligas convencionais de metais nobres. Embora não haja informação sobre as dimensões mínimas necessárias para estas estruturas, os autores preferem as estruturas tradicionais de metais nobres se houver uma grave falta de espaço. No entanto, os pacientes que sofreram reabsorção moderada a avançada terão bastante espaço para fornecer conectores robustos com uma área de secção transversal adequada para a restauração típica suportada por implantes. Os autores preferem aderir à área de 16 mm2 para estruturas de implantes, bem como ao tamanho mínimo do conetor de 4 mm recomendado na literatura sobre restaurações suportadas por dentes à base de zircónia.[84]

Não existem muitos estudos para ajudar os clínicos a determinar o comprimento do cantilever no maxilar, particularmente quando se utilizam materiais mais modernos como o zircónio. Uma mcta-análise demonstrou que o comprimento do cantilever é mais importante do que o número de implantes na previsão do insucesso deste tipo de restaurações.[(8])- Estudos laboratoriais em zircónia demonstraram que

(a) Quanto mais comprido for o cantilever, menor será a carga até à rotura
(b) Quanto mais pequeno for o tamanho do conetor, menor será a carga até à falha
(c) A falha ocorreu geralmente na parede distal do pilar[86]

8.6 Facilidade de fabrico e passividade

A utilização de enceramento convencional, fundição e camadas de cerâmica feldspática tem sido o padrão de ouro para a criação de restaurações suportadas por implantes. Estas técnicas têm produzido resultados previsíveis e efectivos[87].

Para conseguir a passividade, as estruturas aparafusadas sempre tiveram dificuldades. O operador é responsável por quaisquer erros no fabrico destas estruturas. As impressões imprecisas são frequentemente responsáveis, tal como o método utilizado para fabricar o molde mestre. O desajuste também é afetado por distorções convencionais relacionadas com a técnica da cera perdida e a cozedura da cerâmica.

A fundição da estrutura em várias peças e a soldadura são formas de conseguir a passividade. Os clínicos também têm utilizado restaurações cimentadas, com o espaço de cimento a preencher a falta de passividade. Quando se criam restaurações cimentadas de arcada completa, o clínico deve ter cuidado, porque isso irá prejudicar a previsibilidade da recuperação. A utilização de estruturas de implantes com correção adesiva, em que os cilindros individuais foram cimentados dentro da estrutura depois de esta ter sido moldada (técnica KAL), tem sido outro método para obter uma estrutura aparafusada passiva.[88]

8.7 Resina acrílica colada ou fresada em titânio

Desde a mudança das estruturas de ouro para as de titânio, os desenhos das estruturas para uma restauração de arcada completa, de uma só peça, suportada por implantes de resina acrílica e à base de titânio sofreram alterações significativas. Os desenhos oferecidos pelos diferentes fabricantes variam e, apesar dos avanços tecnológicos, as estruturas ainda não reproduzem as caraterísticas das estruturas de ouro tradicionais. Vários factores são cruciais quando se utilizam estruturas de titânio:

(a) Volume para resistência
(b) Acesso adequado para a higiene oral
(c) Exposição mínima de metal
(d) Retenção para acrílico
(e) Espaço adequado para a resina acrílica
(f) Resistência adequada na secção em consola
(g) Atenção à área da secção transversal

Tendo em conta estes factores, existem basicamente dois tipos de estruturas para suportar dentes de resina acrílica. Um desses desenhos é a chamada estrutura "minimalista", que envolve toda a barra, incluindo a superfície do entalhe, em acrílico. Pode ser revestida, o que é uma vantagem, mas pouco se sabe sobre a biomecânica da sua longevidade. Numerosos colegas sofreram fracturas com este tipo de estrutura. As falhas podem ser causadas por um cantilever excessivo ou por uma forma de barra insuficiente, sendo necessária mais investigação para resolver estes problemas. Para aumentar a rigidez, o segundo tipo de estrutura pode ter desenhos de barras em forma de I ou L.

Uma das vantagens desta conceção é que, devido ao facto de a estrutura de titânio ser moldada de forma a exigir menos volume de material em qualquer dimensão, a resina acrílica pode ser retida com espaço suficiente para maximizar a espessura na área do cantilever. Este desenho também tem uma base de evidência fraca. Embora muitos pacientes tenham beneficiado destas estruturas, particularmente aqueles com mandíbulas edêntulas, o sucesso na mandíbula nem sempre implica o sucesso na maxila (Figs. 8.10-8.12).

8.8 Polímeros de alto desempenho: PEEK

Existe a hipótese de que as qualidades de absorção de choque deste material podem causar menos stress a ser transferido para a interface implante-osso[89]. Apesar de esta afirmação poder parecer razoável em teoria, não existem provas que a sustentem. Do ponto de vista do material, o PEEK tem um módulo de elasticidade significativamente mais baixo do que o titânio. Mas continua a ter rigidez suficiente para continuar a ser rígido. O PEEK tem vantagens adicionais, como a resistência e a capacidade de suportar cargas cíclicas, que o tornam adequado para utilização como material de restauração a longo prazo. A utilização do PEEK tornou-se muito mais fácil graças à tecnologia CAD/CAM. Apesar das caraterísticas positivas do PEEK, os clínicos devem estar cientes de que os dados clínicos actuais se limitam normalmente a estudos de caso.

8.9 Cobalto-crómio fresado

As estruturas de crómio-cobalto têm experimentado um ressurgimento significativo recentemente. Com o advento dos desenhos de estruturas fresadas, todos os problemas anteriores de ajuste, adesão e corrosão relacionados com os desenhos fundidos foram resolvidos. Para criar restaurações convencionais de porcelana fundida com metal, estas estruturas são depois revestidas com materiais de porcelana. As próteses metalo-cerâmicas podem ser concebidas de uma forma mais semelhante a um dente do ponto de vista estético do que as estruturas revestidas com acrílico, especialmente após alguns anos de utilização na cavidade oral (Figs. 8.13-8.16).

8.10 Zircónio

Ao longo dos últimos dez anos, as estruturas de zircónia sofreram um desenvolvimento significativo e aumentaram a sua popularidade como material de restauração para restaurações totalmente suportadas por implantes. As principais vantagens da zircónia incluem a sua elevada resistência do material, apelo estético e biocompatibilidade. A zircónia é vantajosa nas áreas estéticas da cavidade oral devido à sua cor semelhante à dos dentes e é também vantajosa nas áreas posteriores devido às suas excelentes caraterísticas de desgaste. Devido a estas caraterísticas, a zircónia é agora mais frequentemente utilizada na criação destas restaurações.

As estruturas de zircónio podem ser concebidas de acordo com os seguintes parâmetros:

1. Monolítico
2. Mínimo de camadas

3. Desenhos híbridos com coroas individuais de dissilicato de lítio ou zircónia

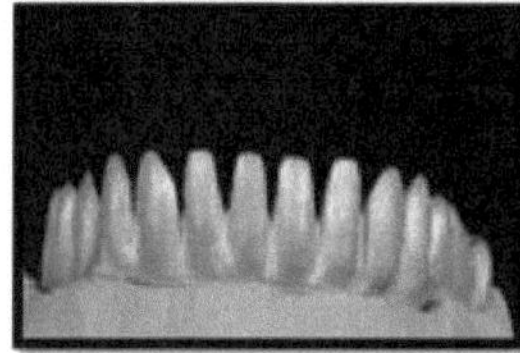

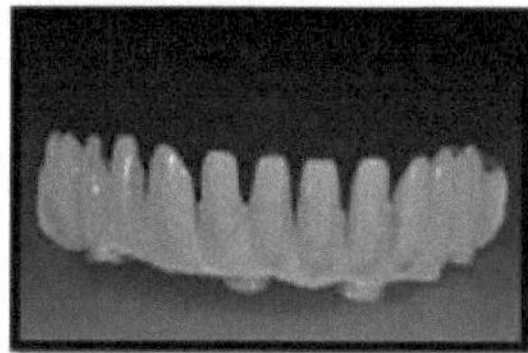

Fig. 8.13 Cromo-cobalto fresado Fig. 8.14 O opaco deve ser aplicado na estrutura de forma adequada para mascarar a cor cinzenta do metal

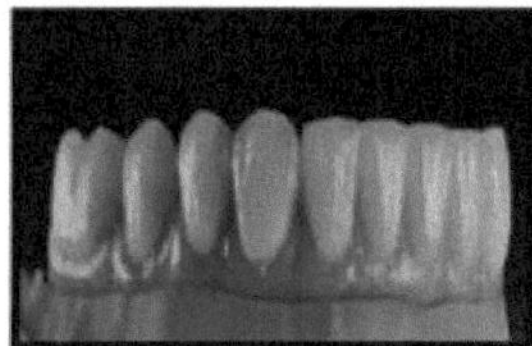

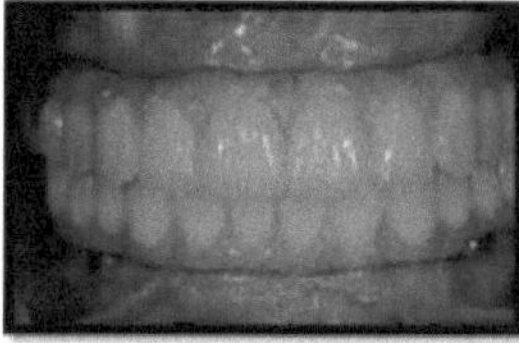

Fig. 8.15 Cerâmica completa sobre estrutura de cromo-cobalto
Fig. 8.16 Vista intra-oral da restauração mandibular

8.11 Monolítico

De um ponto de vista empírico, faltam atualmente dados a longo prazo para apoiar as estruturas monolíticas de contorno completo. Esta afirmação não deve ser interpretada como um aviso, mas deve ser usada cautela na escolha dos casos (Figs. 8.17 e 8.18).

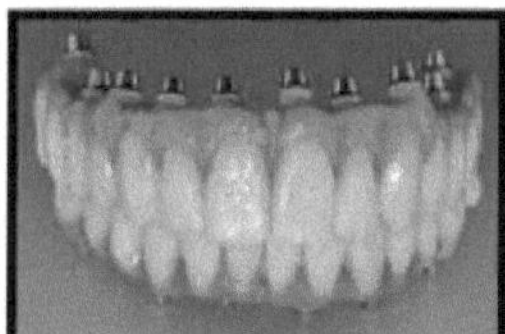

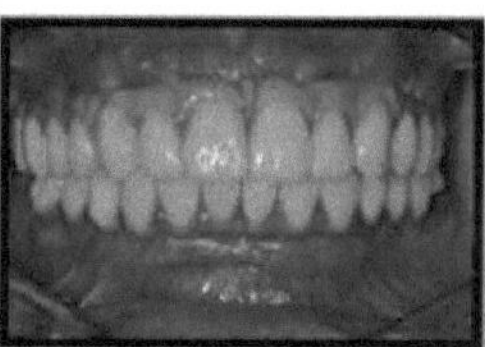

Fig. 8.17 Estrutura de zircónia monolítica com coloração
Fig. 8.18 Quadro clínico da restauração

8.12 Minimamente em camadas

Combinando porcelana de revestimento com camadas finas de estruturas de zircónia, é possível obter resistência e estética máxima[90]. Por outro lado, a cerâmica revestida sem suporte tem uma maior probabilidade de lascar, de acordo com alguns estudos clínicos. Aconselha-se que as estruturas sejam concebidas de modo a que as áreas de contacto oclusal sejam em zircónia monolítica com camadas mínimas nas superfícies vestibulares em áreas estéticas, de modo a tirar partido tanto da resistência da zircónia como da estética ideal. O requisito de que toda a porcelana folheada seja devidamente suportada e tenha desenhos com formas anatómicas para combinar com a estrutura de zircónia subjacente é uma restrição.

Ao conceber estruturas de implantes com base em zircónio, devem ser considerados os seguintes aspectos:

1. Aumentar as dimensões dos conectores vestibulolingual e ocluso-gengival.

2. Reduzir o comprimento do cantilever distal.

3. Reduzir o cantilever bucal.

4. Assegurar que a região do cantilever tem apenas contactos oclusais muito ligeiros.

5. Reforçar as paredes lingual e bucal que rodeiam a chaminé do implante que está mais afastada da linha da gengiva.

6. Verifique o polimento da zircónia monolítica. De acordo com os estudos, é mais favorável à oclusão oposta.

7. Ajuste mínimo pós-sinterização: Isto ajudará a manter a resistência do material e evitará falhas causadas pelo envelhecimento acelerado na presença de saliva.

8. Design que melhora a capacidade de recuperação: Isto torna possível retirar facilmente o aparelho e efetuar a manutenção da restauração ou resolver quaisquer problemas relacionados com o implante. Ao tratar a arcada edêntula, isto é normalmente possível com a colocação correta do implante.

9. De acordo com a literatura, deve ser utilizado um inserto de titânio aquando da restauração da cabeça do fixador. Isto aumenta a capacidade de carga máxima da restauração. Além disso, corrige a distorção tridimensional pós-sinterização.

10. 3 modelos híbridos com coroas individuais em cerâmica

Estas restaurações têm uma série de vantagens:

(a) Máxima estética, tendo em conta que existem restaurações individuais, particularmente no que diz respeito à estética interproximal.(^_(_b) Distribuição de tensões como resultado da estabilização transversal da arcada dos implantes e da esplintagem subjacente/,_(c) A simplicidade de lidar com questões de restauração; por exemplo, se uma única coroa se partisse, poderia ser substituída uma de cada vez.

CAPÍTULO 8

PASSOS CLÍNICOS PARA O FABRICO DA ARCADA COMPLETA

RESTAURAÇÃO IMPLANTO-SUPORTADA

A satisfação a longo prazo das necessidades funcionais e estéticas de um paciente desdentado é o objetivo final da reabilitação protética. Estas próteses são fabricadas através de uma série de procedimentos clínicos e laboratoriais. Para alcançar o resultado desejado, cada passo deve ser executado na perfeição. A repetição de trabalhos protéticos extensos pode ser financeira e psicologicamente desgastante para o clínico. É impossível exagerar a importância de uma comunicação eficaz com o laboratório dentário. Os métodos e o fluxo de trabalho para a criação de próteses sobre implantes de arcada completa, utilizando diferentes combinações de materiais, são descritos neste capítulo.

9.1 Restaurações metalo-cerâmicas

9.1.1 Sequência de tratamento protético

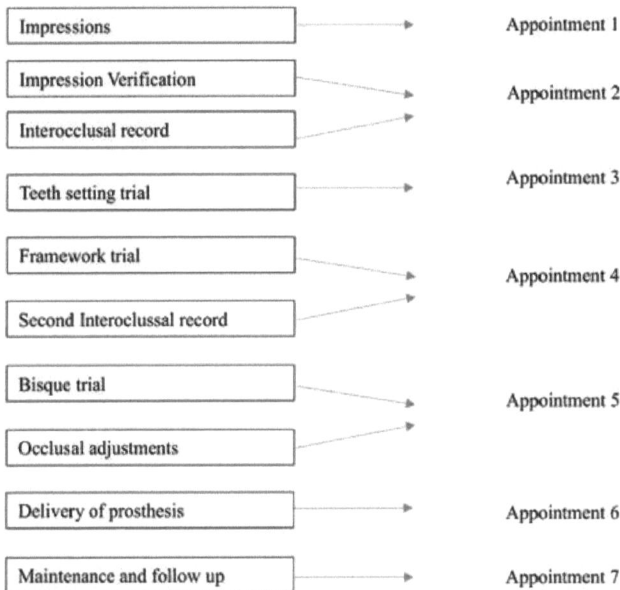

9.2 Impressões

A reabilitação protética de um paciente totalmente desdentado começa com a criação de um molde que representa com precisão as posições tridimensionais do implante e os contornos dos tecidos moles circundantes. Cerca de duas a três semanas após a exposição do implante, é iniciado o procedimento de moldagem. Para moldar o tecido antes de iniciar a restauração definitiva, o paciente necessita de restaurações provisórias bem feitas. Quando estão presentes restaurações com carga imediata, é possível iniciar os procedimentos de moldagem removendo a restauração provisória que está aparafusada. A espessura ideal dos tecidos moles para obter uma boa emergência para as restaurações definitivas seria de cerca de 3 mm. A altura do pilar de cicatrização deve ser definida de modo a elevar-se 1 mm acima da altura do tecido mole. [91] Para condicionar o tecido mole, é aconselhável substituir o pilar de cicatrização por um mais alto se o nível do tecido for mais coronal ao pilar de cicatrização (Fig. 9.1).

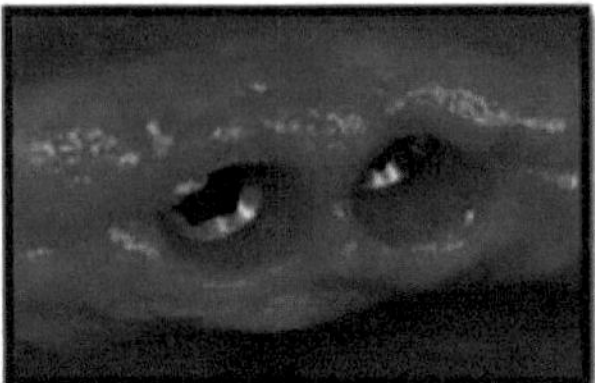
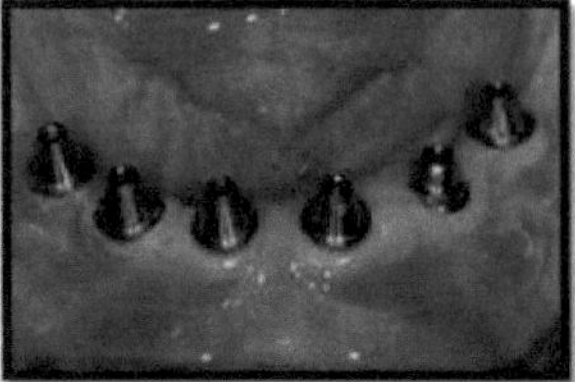

Fig. 9.1 Colar de tecido mole ideal Fig. 9.2 Altura do nível do pilar

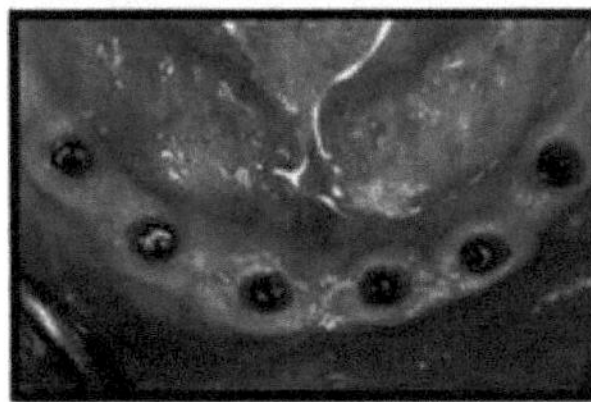
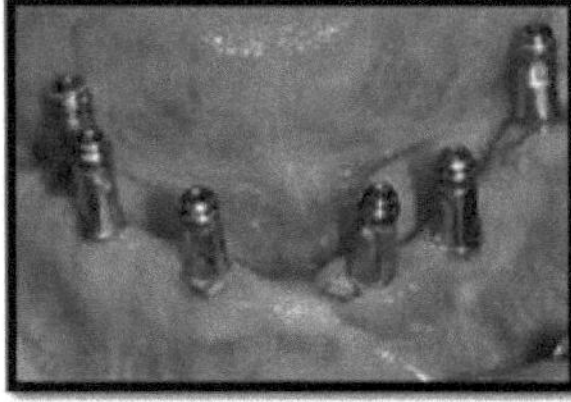

Fig. 9.3 Nível do implante Fig. 9.4 Coifas de impressão de moldeira fechada

Através da utilização de pilares intermédios ou diretamente nos implantes, a restauração metalo-cerâmica tradicional pode ser fixada. Os passos protéticos seguintes são efectuados sobre os pilares na abordagem ao nível do pilar, que utiliza um pilar multiunidades que é torcido no implante (Fig. 9.2). A utilização de peças que estão diretamente ligadas à plataforma do implante é necessária para a abordagem ao nível do implante (Fig. 9.3).

Os passos para as próteses são os mesmos, independentemente da abordagem. Apenas as partes de ambas as abordagens são diferentes. Podem ser utilizados métodos de moldagem semelhantes para implantes únicos ou múltiplos em situações de desdentação parcial, bem como para implantes em arcadas desdentadas. Para casos de implantes unitários ou múltiplos em que os implantes são posicionados paralelamente uns aos outros, a moldeira fechada ou a técnica de transferência indireta é adequada (Fig. 9.4).

A técnica de moldeira aberta pode ser aplicada fixando as coifas de moldagem de moldeira aberta enquanto ainda não estão esplintadas e recolhendo-as pelo material de moldagem fixo numa moldeira especial. Para uma fixação mais rígida das coifas dentro do material de moldagem, estas também podem ser esplintadas.

O desvio padrão nas técnicas esplintadas é significativamente menor, apesar do facto de a literatura não encontrar qualquer diferença discernível entre as técnicas não esplintadas e as esplintadas. A técnica de esplintagem é encorajada pelos autores.[92] Com o objetivo de esplintar as coifas de impressão, uma variedade de técnicas tem sido utilizada, incluindo resina autopolimerizável, resinas de cura dupla, gesso, esplintagem com barras de resina pré-fabricadas e esplintagem de coifas com esplints de resina autopolimerizável que são seccionados e reconectados após a presa.[93,95]

Devido ao seu nível mais elevado de exatidão e estabilidade dimensional, os materiais de moldagem de polietilcromo ou polivinilsiloxano (Figs. 9.8 e 9.9) são as escolhas recomendadas para a realização de moldagens. [96-98] Para as impressões, é preferível uma moldeira personalizada revestida com o adesivo de moldeira adequado. Mas mesmo as moldeiras de stock feitas especificamente para o método de moldeira aberta podem ser aplicadas.

9.3 Registos interoclusais

A interoclusal deve ser construída sobre uma base rígida que é fixada aos implantes com parafusos. A compressão dos tecidos moles durante o registo da relação da mandíbula numa base suportada por tecidos, como as utilizadas em próteses completas, pode resultar em erros. Os aros oclusais que são diretamente aparafusados aos implantes ou pilares têm sido produzidos com frequência. Este tipo de aro torna muito difícil a realização de medições da relação mandibular, uma vez que tem de ser constantemente desaparafusado para efetuar ajustes. O aro de duas peças que os autores sugerem. A parte primária tem ranhuras de retenção para receber a parte secundária e é rígida, aparafusada aos implantes ou pilares. O componente secundário é simplesmente encaixado no componente primário. Por vezes, pode ser necessário um adesivo de prótese. A vantagem deste método é o facto de o médico poder ajustar o rebordo de cera sem ter de o desaparafusar repetidamente. Isto torna-o mais conveniente para o médico e mais confortável para o paciente. Para posicionar com precisão o molde maxilar no articulador, é feito um registo do arco facial (Figs. 9.5-9.7).

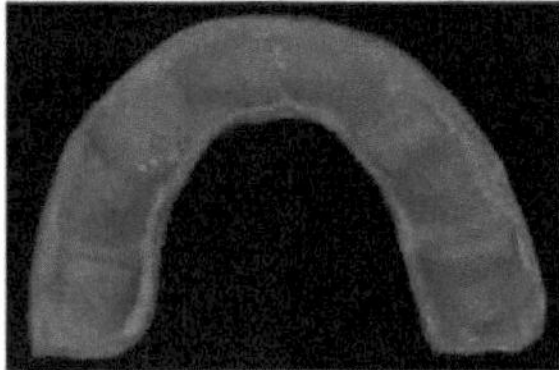

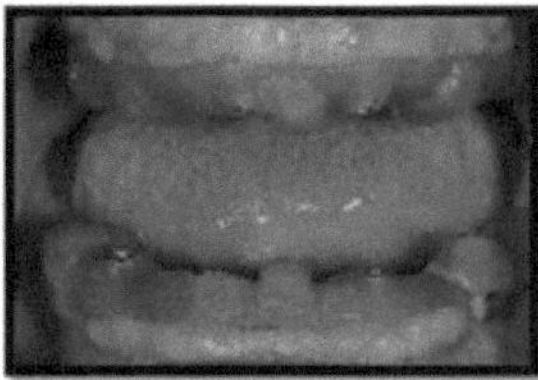

Fig. 9.5 Superfície inferior da peça secundária Fig. 9.6 Peça primária aparafusada

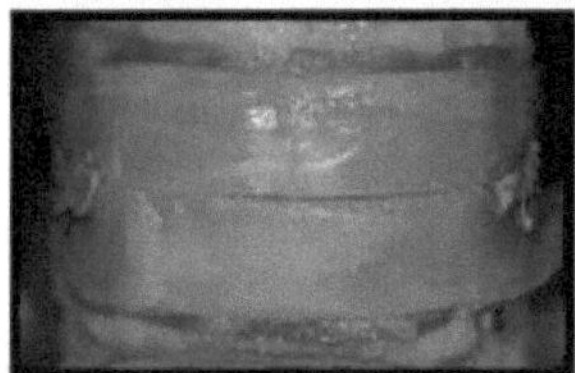

Fig. 9.7 Relações de mandíbulas efectuadas sobre uma base rígida

9.4 Verificação de impressões

Para garantir a sua precisão, é feito um gabarito de verificação que liga todos os implantes num molde mestre." Este gabarito tem de ser construído a partir de um material rígido e não flexível.[100] Os gabaritos de resina acrílica têm sido utilizados por muitos médicos. Sendo flexível, a resina acrílica tem o potencial de dar ao clínico um resultado falso-positivo. Os autores aconselham a utilização de gesso de impressão, que deve ser cortado nas dimensões corretas. É necessário um parafuso para fixar este molde de gesso. Devido à sua natureza frágil, o gesso rachará se a instalação for incorrecta (Figs. 9.8-9.11).

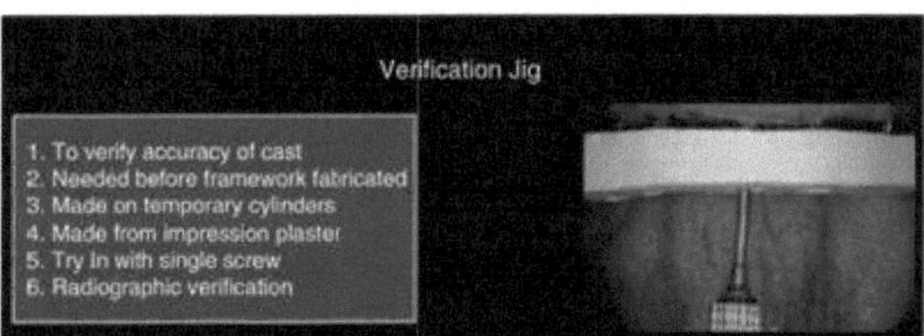

Fig. 9.8 Objetivo do gabarito de verificação

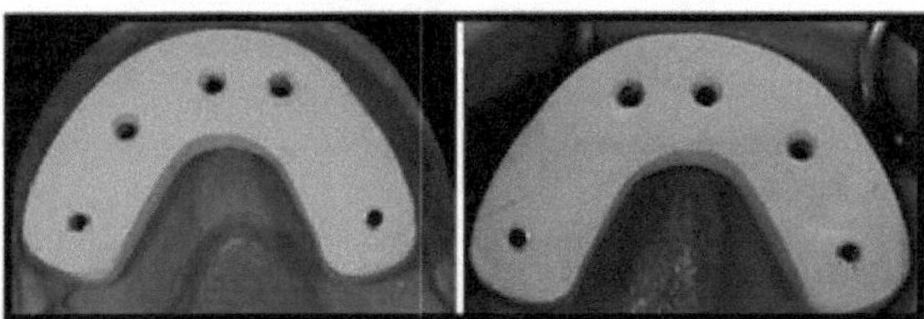

Fig. 9.9 Gabarito de verificação de gesso feito no laboratório e verificado intra-oralmente

1. If Plaster jig breaks, cast is inaccurate
2. New impression required

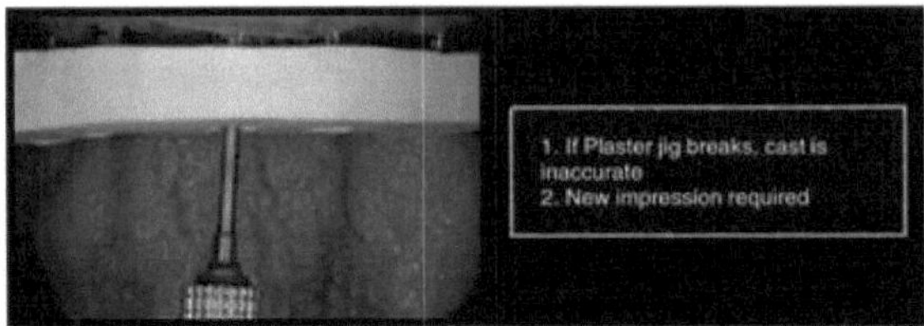

Fig. 9.10 Ensaio de parafuso simples do gabarito de verificação

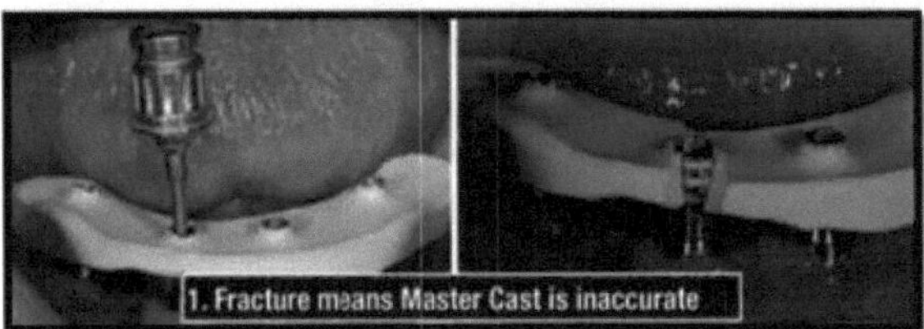

Fig. 9.11 Se o gabarito de gesso se partir, o molde principal é considerado incorreto

9.5 Ensaio-quadro

Antes da prova da estrutura, pode ser frequentemente efectuada uma moldagem de recolha com o provisório atual do doente para fornecer informações sobre os tecidos moles ao técnico de laboratório (Fig. 9.12). É necessário efetuar um enceramento de contorno completo e um corte controlado (Figs. 9.13-9.15). Recomenda-se a realização de uma prova de estrutura em casos complexos de arcada completa para confirmar que a passividade do ajuste foi alcançada. Para minimizar os problemas biomecânicos, o ajuste passivo da prótese é crucial.

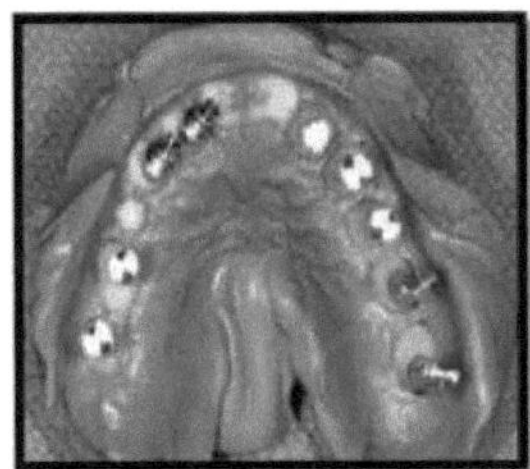

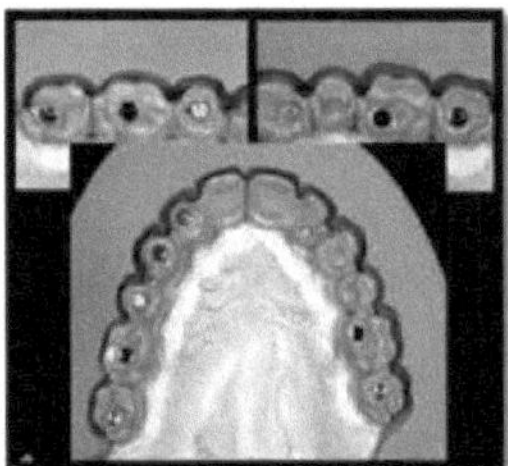

Fig. 9.12 Moldagem de um provisório Fig. 9.13 Corte controlado

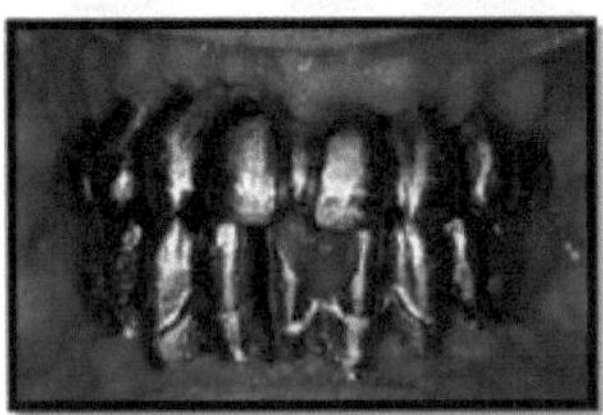

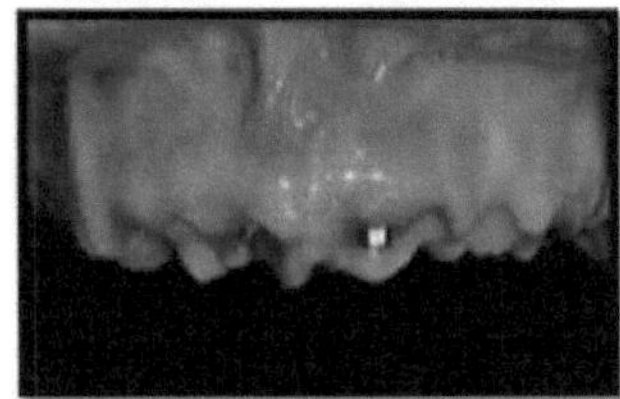

Fig. 9.14 Ensaio de estrutura com registo interoclusal, é necessário um registo rígido

Fig. 9.15 Utilização de pônticos de pressão positiva para comprimir o tecido

9.6 Segundo registo interoclusal

Aconselha-se a realização de um segundo registo interoclusal aquando da prova da estrutura, para confirmar os registos da relação maxilar. Este é um procedimento clínico difícil porque o laboratório pode ter deixado menos espaço para a colocação de cerâmica se a dimensão vertical for acidentalmente alterada durante o novo registo de mordida. Por isso, é melhor fazer este registo utilizando um meio de registo posterior rígido e um gabarito anterior que é construído no articulador na dimensão vertical de oclusão desejada. A estrutura pode também ser feita no laboratório com três batentes oclusais metálicos. Em seguida, pode ser utilizada uma ferramenta de registo de mordida para registar esta mordida. Para afinar a oclusão, os moldes podem ser montados novamente na dimensão vertical exacta.

9.7 Prova de Bisque

Para garantir a máxima intercuspação na posição condilar da relação cêntrica desejada, a oclusão deve ser examinada. Ambos os lados têm de fazer contactos uniformes e de igual intensidade, e a orientação anterior tem de ser bem sucedida na obtenção da margem de manobra e desclusão posteriores pretendidas [101,103]. Para respeitar a via de mastigação e evitar interferências, a orientação anterior deve estar dentro do envelope funcional.

A superfície do tecido protético deve então ser avaliada para confirmar que as áreas edêntulas entre os implantes têm um contacto positivo com o tecido. A falta deste contacto pode provocar a saída de ar durante a fala na região anterior do maxilar, causando impedimentos em determinados sons da fala. Nesta região do corpo, aconselha-se a utilização de um colo de crista modificado ou de um pôntico ovado. É feita uma avaliação dos contactos interoclusais e o técnico dentário é informado. À semelhança dos contactos em modelos montados, os contactos na boca também devem ser semelhantes. Ao adicionar cerâmica, podem ser necessários pequenos ajustes oclusais no laboratório. Será necessário efetuar um registo oclusal se a oclusão for significativamente diferente.

9.8 Entrega de próteses

No dia em que a prótese é entregue, os tecidos moles à volta dos implantes devem parecer estar em excelentes condições (Fig. 9.16). À volta dos implantes, os tecidos moles são cobertos com gel de clorexidina.

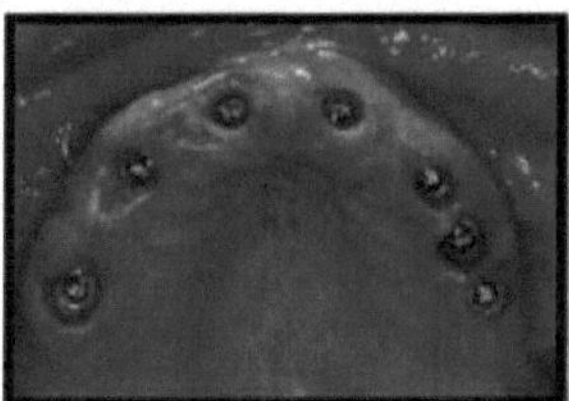

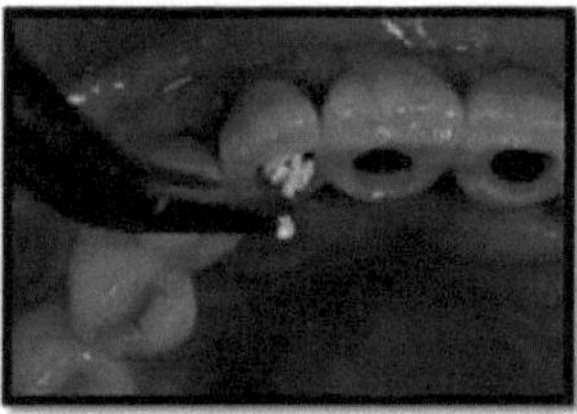

Fig. 9.16 Tecido mole saudável à volta dos implantes Fig. 9.17 Fita de teflon inserida nos canais de acesso aos parafusos

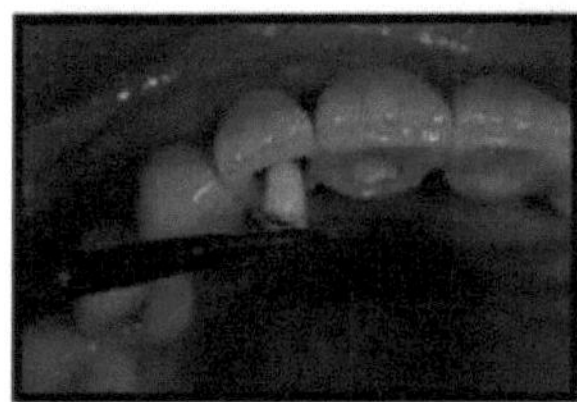

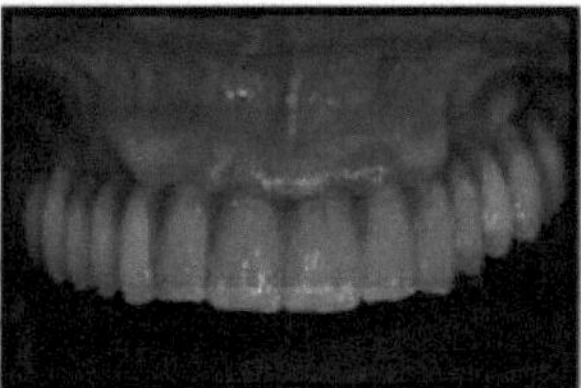

Fig. 9.18 Resina composta para selar o acesso Fig. 9.19 Restauração definitiva entregue

9.8.1 Restaurações aparafusadas

Depois de posicionar cuidadosamente a prótese definitiva sobre os implantes, todos os parafusos protéticos são apertados com o binário recomendado pelo fabricante. Para além de pequenos ajustes na via mastigatória, não devem ser necessários mais ajustes oclusais se a prova em bisel tiver sido realizada corretamente. Antes de utilizar a restauração de resina composta para selar os canais de acesso aos parafusos [104], aplica-se primeiro fita PTFE nos canais (Figs. 9.17 - 9.19).

9.9 Instruções pós-operatórias e acompanhamento

Os pacientes recebem conselhos sobre a manutenção da sua higiene. Recomenda-se a utilização de

Supcrfloss, escovas interdentais e instrumentos de irrigação. Para o acompanhamento, os pacientes são contactados ao fim de uma semana, três meses, seis meses e um ano. Tanto a higiene como a integridade biomecânica da prótese são avaliadas. Para evitar arranhar as superfícies dos implantes, é efectuada uma profilaxia oral com curetas com extremidades de plástico. Uma vez por ano, a prótese pode ser retirada para limpeza e manutenção da superfície inferior.

9.9.1 Restaurações de arcada completa à base de zircónio

Existem vários métodos que têm sido sugeridos para reduzir a tendência das restaurações à base de zircónia para fratura. A utilização de restaurações com as superfícies incisais e oclusais ainda em zircónia monolítica é uma técnica particular. Este método combina a estética da cerâmica feldspática de camadas finas com a resistência da zircónia.

Foi utilizado um gabarito de gesso que une os cilindros temporários para criar um gabarito de verificação para verificar a exatidão dos moldes principais. Os cilindros temporários dos moldes foram unidos com gesso de impressão para criar este gabarito no laboratório. Foi efectuado o teste intra-oral de Sheffield. De modo a garantir que os cilindros se ajustam confortavelmente aos outros implantes e pilares, o parafuso mais distal foi apertado primeiro.

Para avaliar as posições dos dentes, a dimensão vertical da oclusão e a relação cêntrica, é efectuada uma prova de dentes em cera. Após a confirmação da estética e da fonética, foi criado um protótipo implanto-suportado utilizando a prova do dente de cera. Este protótipo seria posteriormente utilizado como modelo para a restauração final.

Quaisquer ajustes oclusais necessários são feitos após os protótipos terem sido testados na boca (Figs. 9.20 e 9.21). Para reduzir a quantidade de ajustes oclusais, é aconselhável que o clínico entregue primeiro uma arcada de uma restauração de zircónia de arcada dupla. Com este método, a zircónia apenas necessitará de pequenos ajustes oclusais. Apesar da precisão do CAD/CAM, as inserções de titânio ainda precisam de ser cimentadas na parte inferior da estrutura, o que pode causar discrepâncias oclusais. As discrepâncias oclusais são insignificantes se for considerada apenas uma arcada de cada vez. Quando duas arcadas são entregues simultaneamente, o ajuste oclusal pode ser substancial. Qualquer ajuste à zircónia dá energia à substância e tem o potencial de mudar a sua fase para que entre na fase monoclínica.

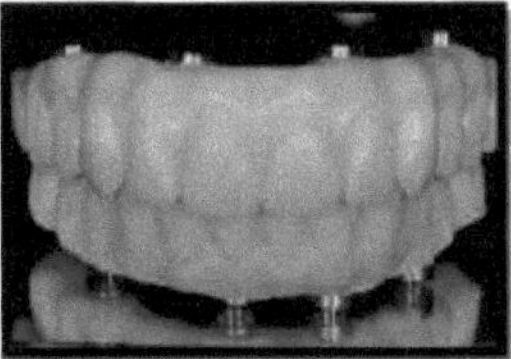

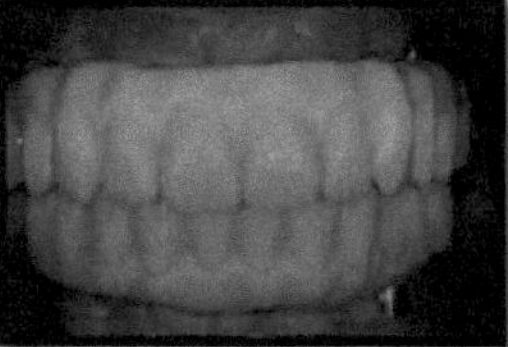

Fig. 9.20 Protótipos fabricados a partir da tentativa de cera em

Fig. 9.21 Protótipos experimentados intra-oralmente e oclusão ajustada

De modo a criar espaço para a porcelana de revestimento, os protótipos têm material removido do aspeto facial dos dentes em cerca de 0,6 milímetros (Fig. 9.22). Os protótipos e os moldes principais são feitos a partir de blocos de zircónio através de digitalização, digitalização e fresagem por cópia. Para conseguir um ajuste passivo e ter em conta a distorção pós-sinterização, deve ser adicionado um espaço de cimento à estrutura de zircónio.

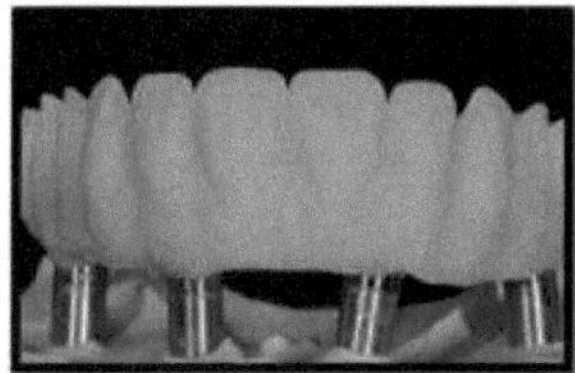
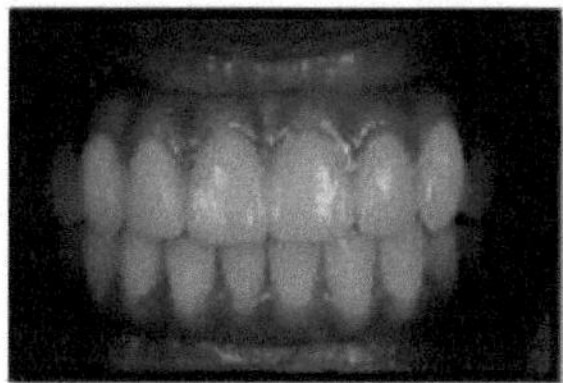

Fig. 9.22 Protótipo com corte mínimo para aplicação em cerâmica

Fig. 9.23 Restauração definitiva intra-oral, necessitou de um ajuste mínimo

Os óxidos metálicos são utilizados para caraterizar a estrutura fresada, que é depois seca e sinterizada. A cerâmica feldspática é utilizada para revestir as áreas de corte. O coeficiente de dilatação térmica deve ser o mesmo.

Com poucos ajustes oclusais, o paciente recebe a prótese definitiva. Os orifícios de acesso são selados com Teflon e resina composta, e os parafusos são apertados de acordo com as recomendações do fabricante. É feito um protetor oclusal para o doente enquanto são tiradas as radiografias finais (Fig. 9.23).

9.10 Prótese de titânio de resina acrílica

Uma restauração biomecanicamente sólida que também permita ao paciente efetuar procedimentos de higiene adequados deve ser possível através do acesso a um espaço de restauração adequado para a conceção e fabrico da prótese. O pilar multiunit pode ser frequentemente removido quando o espaço de restauração é limitado e a angulação do implante é ideal para ganhar mais 2-3 mm de espaço de restauração.

Existem duas consequências de um espaço de restauração insuficiente:

(a) A rutura da prótese

(b) mudar o material do tratamento para o adaptar ao espaço disponível.

Para o utilizador inexperiente, é necessária uma impressão preliminar e a criação de um molde preliminar. O molde preliminar tem as seguintes funções:

Fabrico de um tabuleiro personalizado

A escolha do pilar transmucoso a utilizar ou do pilar transmucoso que está atualmente colocado requer uma alteração da trajetória para que fique numa posição mais vantajosa.

Criação de um gabarito de resina acrílica para a impressão mestre. Este é feito em forma de ferradura, e a resina acrílica é depois dividida em secções com um disco fino entre os implantes para libertar a tensão.

As bases de registo são feitas e a impressão é vertida numa pedra de matriz de baixa expansão.

Os aros oclusais de duas peças são utilizados para criar registos interoclusais. Os parafusos utilizados para fixar a parte primária do aro aos implantes ou pilares são utilizados para fixar a parte secundária do aro à parte primária. Isto torna possível realizar o procedimento de registo da relação da mandíbula muito mais rapidamente. Uma transferência de arco facial, uma dimensão de oclusão vertical e um arco de relação cêntrica são implementados.

Para avaliar as posições dos dentes, a dimensão vertical da oclusão e a relação cêntrica, é efectuada uma prova dos dentes em cera. A prova em cera é devolvida ao laboratório para iniciar o processo de fabrico da estrutura depois de a estética e a fonética terem sido confirmadas.

Devem ser dadas as seguintes instruções ao laboratório:

(a) Comprimento do cantilever: Para reduzir as forças prejudiciais sobre os implantes, este deve ser sempre o mais curto possível. Em textos, aconselha-se geralmente uma extensão antero-posterior de 1,5-2.

(b) A dimensão da estrutura na zona do cantilever deve ser tida em consideração. A zona deve ser suficientemente volumosa para permitir a máxima rigidez.

(c) A estrutura tem de reter suficientemente bem a resina acrílica.

(d) O metal deve estar onde saem os canais de acesso aos parafusos.

(e) As dimensões da restauração devem ter os contornos corretos. Deve ter uma parte inferior convexa que comprima os tecidos.

(f) O desenho deve permitir a utilização do acesso interproximal à escova.

CAPÍTULO 9

FABRICO LABORATORIAL DE ARCO COMPLETO RESTAURAÇÕES SUPORTADAS POR IMPLANTES

Para obter os melhores resultados, são essenciais impressões precisas, verificação do molde e registos das relações dos maxilares. Estas técnicas de fabrico aplicam-se a qualquer material. O fabrico de bases rígidas é necessário para registos repetíveis das relações dos maxilares. A porção primária do rebordo oclusal, que é aparafusada aos implantes/abutments, e a porção secundária, que é amovível e modificável, são os tipos de rebordos oclusais que os autores preferem (Figs. 10.1, 10.2, 10.3, 10.4, 10.5, 10.6, 10.7 e 10.8)

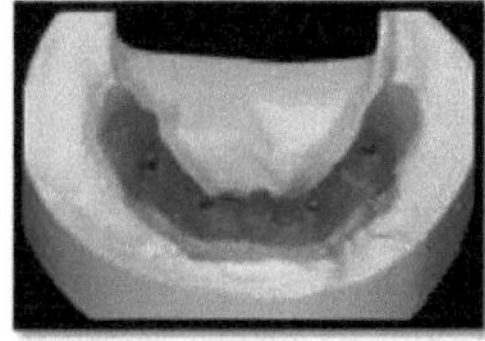
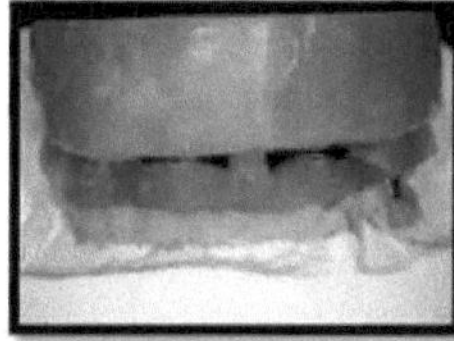

Fig. 10.1 Base "primária" do rebordo oclusal em material de tríade para a mandíbula Fig. 10.2 Rebordo de cera secundário que encaixa sobre a parte primária

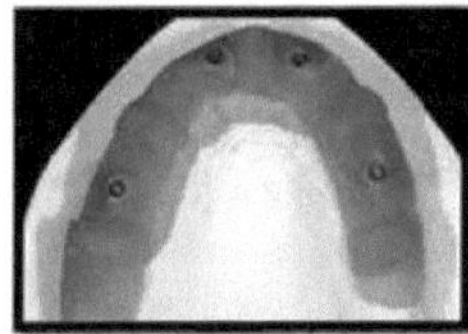
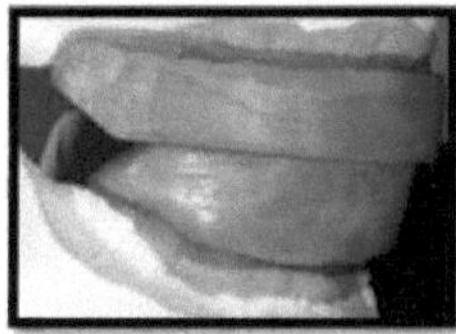

Fig. 10.3 Base primária do rebordo oclusal em material de tríade para maxilar Fig. 10.4 Rebordos de cera criados com dimensões médias

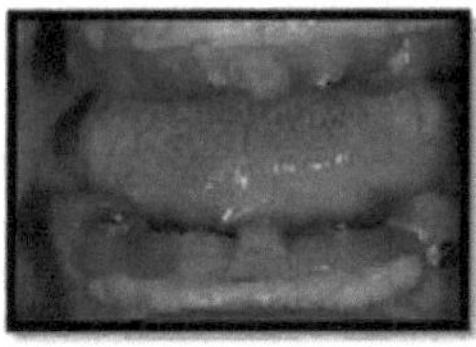
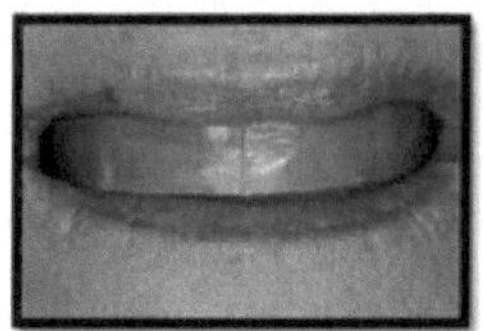

Fig. 10.5 Partes "primárias" das jantes aparafusadas intra-oralmente Fig. 10.6 Linha média marcada na jante do maxilar

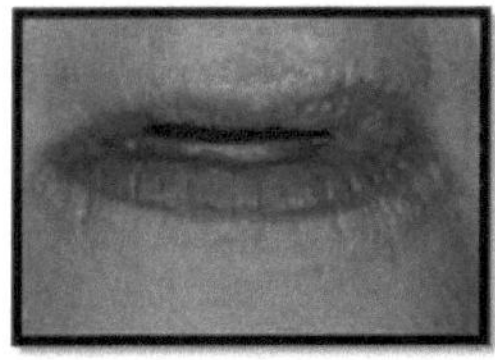
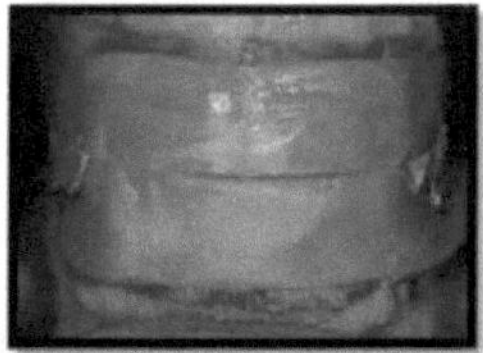

Fig. 10.7 Nível do conjunto do rebordo oclusal mandibular Fig. 10.8 Dimensão vertical e relação cêntrica registada

10.1 Polímero de alto desempenho: PEEK

Há mais de 15 anos, a poliéter-éter-cetona (PEEK), um polímero de alto desempenho, foi introduzida pela primeira vez como biomaterial de suporte de carga para a cirurgia de fusão da coluna vertebral (Invibio Biomatcrials Solutions). Desde então, os polímeros PEEK de grau médico tornaram-se num biomaterial reconhecido. A sua utilização em medicina dentária estava anteriormente limitada a

tampas de cicatrização e pilares temporários. O módulo elástico de Young (4 GPa), que permite à subestrutura PEEK imitar mais de perto as propriedades biomecânicas do osso natural do maxilar (2-12 GPa), é talvez a caraterística mais intrigante do PEEK para utilização como material de estrutura. O PEEK é bastante vantajoso porque consegue dispersar as forças de tensão que lhe são aplicadas e é leve, ligeiramente clástico, forte e resistente a ciclos de carga cíclicos repetitivos.
Foi demonstrada uma forte correlação entre o comportamento de amortecimento das coroas suportadas por implantes e a sua composição material através de testes de absorção de choque.[105] Os estudos demonstraram que os materiais poliméricos têm uma maior capacidade de absorção de choque do que as cerâmicas e os metais. Este último material mostrou a maior diferença entre as forças aplicadas numa superfície oclusal da coroa e as forças transmitidas através do lado do suporte do implante em estudos recentes que compararam titânio, cromo-cobalto, zircónia, dissilicato de lítio, PMMA (acrílico) e PEEK. [106] O conforto dos pacientes ou casos específicos com considerações parafuncionais podem fazer uso desta propriedade de um material de estrutura. Uma estrutura de PEEK pesa consideravelmente menos (5 g, por exemplo) do que uma de titânio-rcplica (17 g).

10.2 Processo de fabrico em laboratório

As seguintes diretrizes podem ser utilizadas para desenhar estruturas PEEK para próteses suportadas por implantes de arco completo.[107] Em geral, quaisquer entalhes ou ângulos agudos na estrutura devem ser evitados ao desenhar qualquer peça estrutural de polímero. Estes entalhes, saliências e ranhuras podem tornar os polímeros mais fracos e espalhar fissuras. Se tal não for possível, o ângulo deve ser superior a 45° e a espessura da estrutura por detrás da área deve ser de, pelo menos, 2 mm.
Subestruturas de implantes anatómicos - Se a prótese for aparafusada, pode ser utilizado um conetor de metal ligado. No entanto, se o material PEEK for aplicado diretamente no implante, é necessário ter em conta a forma como o PEEK irá interagir com o sistema de implante específico e o desenho do parafuso. Por exemplo, os parafusos com cabeça plana mais larga são mais compatíveis, enquanto os parafusos com cabeça cónica e de diâmetro pequeno cortam mais facilmente o polímero se estiverem em contacto direto. A espessura mínima das paredes do pilar deve ser de 1 mm. Atualmente, recomenda-se 8 e 9 mm, respetivamente, como as larguras mínimas para as bases anterior e posterior da estrutura. No lado vestibular dos implantes, o material deve ter, pelo menos, 1,5 mm de espessura, 2 mm no lado lingual e a altura mínima da estrutura deve ser de 5 mm.
Barras de implantes - A altura da barra deve ter um mínimo de 4 mm. A espessura da parede posterior deve ter um mínimo de 6 mm e a espessura da parede anterior deve ter um mínimo de 5 mm. A espessura mínima da parede do pilar deve ser de 1 mm.

10.2.1 Resina acrílica híbrida de titânio

O grupo Brancmark tinha utilizado ouro de tipo III para construir as estruturas originais. Nos últimos anos, foram utilizadas ligas de prata e ouro-paládio, devido ao elevado custo do material. Estes tipos de estruturas tinham uma notória dificuldade em atingir a passividade. Múltiplos factores, tais como as tolerâncias de maquinação dos componentes, a distorção do material de impressão, a expansão do molde, a expansão e contração da liga e da cera, e a distorção da estrutura durante o tratamento térmico, eram a causa das imprecisões.[108109]
Com a tecnologia CAD/CAM, muitas das variáveis foram eliminadas e as estruturas podem ser produzidas com elevada precisão, desde que o operador tenha tido o cuidado de produzir uma impressão exacta e o técnico de laboratório tenha tido o cuidado de a vazar.
Impressões exactas, registos da relação dos maxilares e um conjunto de prova em cera são concluídos antes do processo CAD/CAM. A posição final do dente é considerada no desenho da estrutura.
Os desenhos sofreram uma alteração significativa desde a mudança das estruturas de ouro para as de titânio (Fig. 10.20). Existem numerosos desenhos propostos por vários fabricantes, mas nenhum se compara aos que são possíveis com as técnicas de fundição convencionais. Isto pode dever-se ao facto de a digitalização e a fresagem terem limitações, mas tem havido um desenvolvimento significativo nesta área.
Existem essencialmente dois tipos diferentes de estrutura de titânio.

Wrap-around: Nesta estrutura simples, a estrutura de titânio é envolvida em resina acrílica. A resina acrílica compõe a superfície do tecido, o que facilita o reembasamento. Relativamente à sua longevidade biomecânica, pouco se sabe.

1- ou em forma de L: Esta forma maximiza a rigidez, tem espaço suficiente para o acrílico e para a retenção, e tem as dimensões corretas para a área do cantilever.

Quando se considera a longevidade, estes tipos de restaurações falham por

1. Fratura da barra
2. Fratura do material de restauração
3. Desgaste dos dentes

10.3 Processo de fabrico em laboratório

O vazamento da impressão com uma pedra de matriz de baixa expansão é o primeiro exemplo de atenção aos pormenores. Os tempos de mistura a vácuo recomendados pelo fabricante e as proporções de pó para líquido devem ser seguidos. Deve ser fornecido ao médico um índice de verificação para confirmar a exatidão do molde mestre. Este índice é feito de gesso de impressão. É feito de um material duro e inflexível. Com um parafuso, o índice de verificação é instalado. O molde mestre é considerado incorreto e é necessária uma nova impressão se o índice de gesso se partir. Não é aconselhável verificar o molde principal utilizando um material de resina acrílica porque pode dar ao médico um resultado falso-positivo.

A estrutura é concebida tendo em conta a configuração dos dentes e deve satisfazer os seguintes requisitos

1. Para obter a máxima rigidez, é preferível utilizar barras em forma de I ou de L. Se for utilizada uma barra de enrolamento convencional, deve ser utilizada uma secção transversal mínima de 4 mm por 4 mm. Os cilindros à volta dos orifícios de acesso aos parafusos devem ter uma espessura de parede de, pelo menos, 0,65 mm.
2. Acesso adequado para a higiene oral - A superfície inferior deve ser concebida com uma superfície convexa que comprima o tecido. Imediatamente adjacente aos implantes/pilares, deve existir espaço suficiente para permitir ao doente utilizar uma escova intraproximal.
3. Exposição mínima de metal - este deve ser concebido na estrutura e as linhas de acabamento devem ser colocadas de forma adequada.
4. Retenção para resina acrílica - Devem existir caraterísticas suficientes na estrutura para evitar a separação da resina da estrutura metálica.
5. Espaço adequado para a resina acrílica - A resina acrílica deve ter uma espessura suficiente para garantir a sua resistência. Uma espessura de 2-3 mm é considerada óptima.
6. Cantilever - Baseia-se na expansão antero-posterior dos implantes e deve ser concebido de modo a que o cantilever seja biomecanicamente favorável.
7. Atenção à secção transversal - A área distal ao implante mais terminal é a área que está sujeita a maior carga. Deve ser dada uma atenção específica à secção transversal nesta região para limitar a flexibilidade.

8. .3.1 Zircónio

Devido à sua biocompatibilidade, resistência e potencial para uma estética ideal, a zircónia tem sido bastante utilizada. A zircónia é um material excelente, mas é frequentemente mal compreendida. Embora o manuseamento incorreto seja frequentemente o culpado, tem havido numerosos relatos de lascas e fracturas que têm sido atribuídos ao próprio material.

10.4 Facilidade de fabrico

A moldagem por cera e a aplicação de porcelana são métodos convencionais para a criação de estruturas de implantes de arco completo. Este método, que tem sido utilizado há muitos anos, é considerado o melhor para a criação de restaurações suportadas por implantes. Estes métodos têm produzido consistentemente resultados bem sucedidos e previsíveis. Os métodos tradicionais requerem, de facto, um elevado nível de perícia, e as dificuldades com o enceramento e a fundição podem torná-los processos laboriosos e morosos. Devido ao aumento do preço do ouro, os clínicos estão a mudar da utilização dos métodos tradicionais para métodos mais modernos que utilizam a tecnologia CAD/CAM e materiais como a zircónia e o titânio. Estes métodos são menos morosos de fabricar, mas continuam a exigir um elevado nível de competência.

10.5 Espaço de restauro

Para fabricar uma restauração biomecanicamente sólida, tem de haver espaço suficiente. O tipo de defeito presente (apenas um dente ou um dente e tecido) irá determinar o tipo de restauração de zircónia necessária. A alveolectomia e a utilização de cerâmica rosa são frequentemente necessárias para ocultar a zona de transição. Deve haver 14-16 mm entre a cabeça do fixador e o bordo incisal quando se usa cerâmica rosa. Esta exigência de espaço baseia-se no tipo de componente. Para obter proporções esteticamente agradáveis, são necessários 2 mm de interface de titânio, 2-3 mm de cerâmica rosa e 10-11 mm de arco de comprimento do dente . As restaurações à base de zircónia podem ainda ser utilizadas, mas sem a cor-de-rosa, se estiverem presentes menos de 12 mm. Neste caso, as dimensões do conetor devem ser tidas em consideração.[110]

10.6 Passividade do quadro

Quando se utilizam restaurações esplintadas aparafusadas, tem sido historicamente difícil conseguir a passividade numa estrutura de implante. Múltiplos factores, como as tolerâncias de maquinação dos componentes, a distorção do material de moldagem, a expansão do molde, a expansão e contração da liga e da cera, e a distorção da estrutura durante o tratamento térmico e a aplicação da porcelana, são a causa das imprecisões nas estruturas dos implantes.[1,1]

Muitas variáveis foram eliminadas pela tecnologia CAD/CAM, permitindo a produção altamente precisa de estruturas, desde que tanto o operador como o técnico de laboratório tenham tido o cuidado de criar uma impressão exacta. Em particular, as bases de titânio são utilizadas em restaurações à base de zircónia para compensar a distorção dimensional que resulta da pós-sinterização.

10.7 Interface implante/pilar

A interface do implante do pilar é de titânio para titânio nos métodos tradicionais, e o ouro é fundido num cilindro do pilar. Com o desenvolvimento da zircónia e da tecnologia CAD/CAM, muitos pilares são agora feitos totalmente em zircónia, sendo o titânio utilizado como interface do implante. Devido às diferenças químicas entre a zircónia e o titânio, o desgaste por atrito pode desenvolver-se ao longo do tempo. O desgaste por fricção pode ser frequentemente atribuído a vibrações e movimentos minúsculos. A relação entre o comportamento de desgaste de um material e a sua dureza é muito forte. O hexágono externo foi o foco de um estudo para avaliar o impacto da zircónia na interface do pilar. Uma restauração suportada por implantes com o parafuso do pilar apenas ligeiramente desapertado foi submetida a uma simulação de 500 ciclos de mastigação. Quando um paciente não se apercebe dos pequenos movimentos entre o pilar e a plataforma da restauração implanto-suportada, diz-se que isto representa a realidade clínica. Comparámos uma interface de titânio com titânio e uma interface de zircónio com titânio. No implante que foi carregado com o pilar de cerâmica, os danos no hexágono externo eram mais visíveis. Os cantos do hexágono estavam arredondados. Os resíduos de titânio que o pilar totalmente em cerâmica removeu do hexágono externo também eram visíveis. Clinicamente, a propriedade anti-rotacional do hexágono externo pode ser considerada comprometida e é motivo de preocupação. Um componente de titânio que foi fundido ou cimentado à zircónia foi incorporado no desenho dos pilares de zircónia.

10.8 Oclusão/Desgaste

Os pacientes com restaurações suportadas por implantes têm menos propriocepção. Como resultado, as restaurações sofreram forças maiores.

O acrílico, a porcelana fcldspathic e os metais nobres têm sido utilizados na conceção de superfícies oclusais. Em doentes com oclusão implante-implante, implante-dentadura natural e implante-dentadura, as necessidades de manutenção foram examinadas num estudo clínico. De acordo com o estudo, os doentes com oclusões implante-implante sofreram fracturas mais graves e desgaste da oclusão. Os clínicos escolheram uma superfície oclusal de ouro em vez de cerâmica e acrílico para a estabilidade do contacto oclusal. Os pacientes preferem frequentemente materiais da cor dos dentes devido a considerações estéticas. O material preferido tem sido a porcelana feldspática. Recentemente, os clínicos têm utilizado zircónio na superfície oclusal da restauração. Os clínicos expressaram a sua preocupação sobre a forma como a zircónia irá afetar a oclusão oposta. Para avaliar a validade clínica da utilização de uma coroa de zircónia de contorno completo, foi realizado um estudo in vitro. Neste estudo, a resistência ao desgaste da porcelana feldspática e da zircónia foi comparada. De acordo com o estudo, a zircónia polida desgastou os dentes de forma menos adversa do que a porcelana feldspática, indicando que a zircónia pode ser mais vantajosa para o desgaste adverso dos dentes. Existe uma falta de informação sobre este assunto, pelo que é necessária mais investigação.

10.9 Conceção do quadro

O tamanho do conetor é crítico tanto para as estruturas tradicionais de metal nobre como para as de zircónia, e é necessário prestar atenção específica às dimensões da estrutura na área do cantilever. Não existem dados específicos sobre as dimensões mínimas necessárias para uma estrutura totalmente em zircónia.

10.10 Revestimento de Porcelana

A resistência à flexão da zircónia isolada e a resistência à flexão do sistema de porcelana de zircónia são tópicos frequentemente discutidos. Os clínicos estão preocupados com a possível fratura e lascagem da faceta de porcelana. A maioria dos estudos considera que o elo mais fraco em qualquer sistema multicamada, incluindo os métodos PFM convencionais, é a porcelana de revestimento. A porcelana sobrejacente tem de ser firmemente suportada, quer se utilize uma estrutura de metal nobre ou de zircónio. Investigações sobre a resistência de ligação ao cisalhamento da porcelana à zircónia também revelaram que existem variações na resistência de ligação dependendo do tipo de porcelana de revestimento utilizada e se a subestrutura de zircónia é colorida ou não. Os autores aconselham a utilização de uma porcelana de recobrimento que seja compatível com uma estrutura de zircónia e o controlo dos ciclos de aquecimento e arrefecimento quando se utiliza uma estrutura de zircónia. Neste caso, é vantajoso reduzir ao mínimo a porcelana de revestimento e utilizar uma estrutura de zircónio de contorno completo com oclusão de zircónio.

10.11 Estética

Os ceramistas talentosos podem criar efeitos estéticos impressionantes utilizando estruturas de zircónia e de metal nobre convencional. Foi demonstrado que tanto o metal nobre como a zircónia são opacos à transmissão da luz. Curiosamente, muitos técnicos de laboratório afirmam que as estruturas de zircónia produzem melhores resultados estéticos porque podem ser coloridas, permitindo uma estrutura da cor do dente em oposição à estrutura cinzenta opaca que as estruturas de cerâmica metálica tradicionais normalmente têm.

10.12 Entrega/Recuperação

A retenção de parafusos tem uma clara vantagem quando se projecta uma restauração implanto-suportada de arcada completa esplintada. Utilizando um único teste de parafuso, as radiografias podem ser utilizadas para confirmar a exatidão do ajuste das restaurações aparafusadas. A execução de uma restauração aparafusada demora menos tempo porque não é necessário limpar o cimento. A possibilidade de recuperação é benéfica para (1) manutenção de rotina, (2) lidar com parafusos soltos, (3) fratura da prótese e (4) modificação da prótese devido à reabsorção contínua do tecido.

CAPÍTULO 10

COMPLICAÇÕES COM CARGA IMEDIATA, ARCADA COMPLETA, IMPLANTE FIXO SUPORTADO PRÓTESE

11.1 Complicações protéticas: Considerações importantes

É crucial salientar primeiro os equívocos comuns sobre a utilização da colocação imediata e carga imediata de implantes dentários com próteses implanto-suportadas fixas de arcada completa (Fig. 11.1) antes de falar sobre complicações protéticas. A primeira é que existe apenas um procedimento envolvido neste tratamento. Isto é uma simplificação excessiva, apesar do facto de ser comercializado como uma forma eficaz de tratar vários problemas dentários ao mesmo tempo. Trata-se de um processo e não de um único procedimento, como a maioria dos tratamentos protéticos. Cada uma das cinco fases distintas do tratamento tem as suas próprias complexidades e dificuldades. A fase de diagnóstico, o procedimento cirúrgico, a fase protética provisória, a fase protética final e a fase de manutenção são algumas delas. Além disso, para alcançar o sucesso global, os profissionais têm de ser capazes de reconhecer, evitar e lidar com potenciais complicações em cada fase.

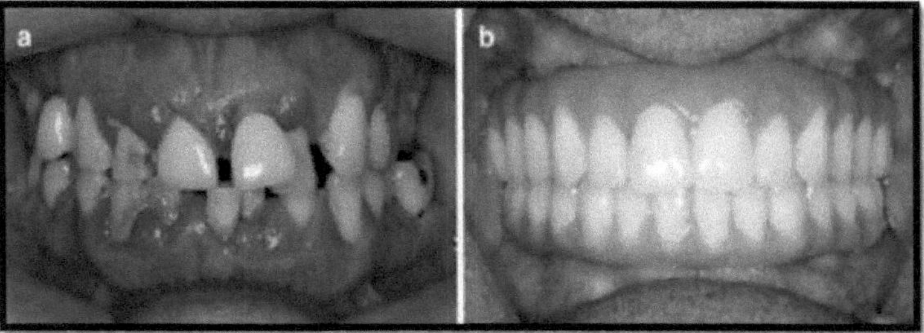

Fig. 11.1 (a) Condição pré-operatória, (b) Condição pós-operatória - próteses fixas implanto-suportadas da arcada completa da maxila e da mandíbula

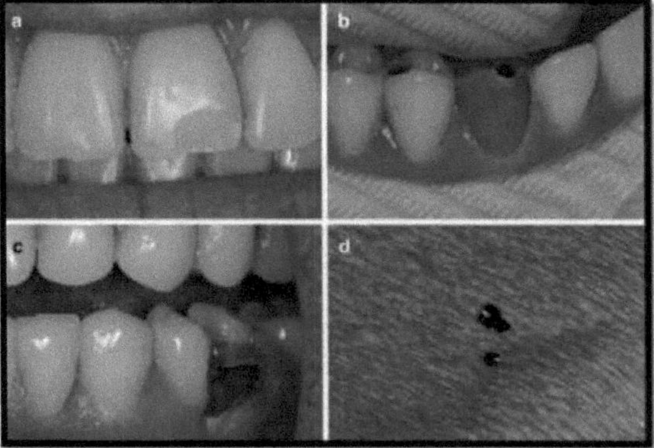

Fig. 11.2 (a) Dente protético 21 lascado (fratura coesiva), (b) Descolamento do dente protético 43. (c) Fratura do acrílico de revestimento (fratura adesiva), (d) Parafuso protético fracturado

A segunda falsidade é que o principal componente deste tratamento é um método cirúrgico original. Embora este tratamento protético tenha ganho popularidade devido à nova utilização de implantes inclinados e à capacidade de evitar procedimentos de enxerto [112], continua a ter uma componente cirúrgica significativa. Este facto é crucial de compreender porque, apesar da possibilidade de elevado sucesso, a intervenção cirúrgica também pode levar a complicações protéticas significativas. Isto será enfatizado quando forem discutidas as fases de planeamento e cirúrgica dos cuidados.

Outro mito é que as complicações biológicas e protéticas são exclusivas umas das outras. O termo "complicações biológicas" refere-se a problemas com a osseointegração do implante dentário, alterações na densidade óssea e reacções dos tecidos moles. Por outro lado, as complicações protéticas são tipicamente caracterizadas como tratamentos, modificações, reparações ou substituição das próteses de implantes [113]. A comunicação de complicações foi, no entanto, convenientemente simplificada pela criação desta dicotomia. Na realidade, as complicações biológicas e protéticas interagem umas com as outras. Por exemplo, os contornos incorrectos da prótese podem causar inflamação dos tecidos moles.

Um último esclarecimento em relação às complicações protéticas é que o material escolhido para a construção da prótese será crucial. A prótese metal-acrílica é de longe a prótese fixa implanto-suportada de arcada completa mais investigada devido à sua longa duração [114]. Embora tenham sido utilizados outros materiais, tais como metalo-cerâmica e zircónia, os seus resultados foram relatados com menos frequência e têm tempos de seguimento mais curtos. A mais popular e ainda o padrão pelo qual outras próteses são julgadas são as próteses metalo-acrílicas. Estas serão, portanto, o principal objetivo.

11.2 Complicações protéticas em geral

As revisões sistemáticas descobriram que as questões estruturais representavam a maioria das complicações protéticas. A fratura do acrílico de revestimento foi, de longe, a complicação estrutural relacionada com a prótese mais frequentemente relatada, com uma taxa de complicação estimada de 33% aos 5 anos e 66% aos 10 anos [115]. Em segundo lugar, o afrouxamento do parafuso protético foi a complicação estrutural relacionada com o implante mais frequentemente comunicada, com taxas de complicação estimadas para 5 e 10 anos de 10% e 20%, respetivamente. Outros problemas estruturais incluíram a necessidade de substituição completa dos dentes de resina acrílica devido ao desgaste, perda da restauração do canal de acesso, fratura do parafuso protético, fratura da restauração oposta e fratura da estrutura metálica (Fig. 11.2).

Por outro lado, devido à natureza subjectiva da sua avaliação, foram feitos menos relatos de complicações estéticas e funcionais. Historicamente, os pacientes têm expressado um elevado nível de satisfação com as suas próteses, especialmente se tiverem usado anteriormente próteses removíveis [116]. Uma incidência muito baixa de pacientes (taxa de complicações de 2%) considerou as suas próteses insatisfatórias em termos de forma, função e estética nos estudos que fizeram parte das revisões sistemáticas. Além disso, inquéritos recentes mostram que estas próteses correspondem normalmente às expectativas dos pacientes.

Mas uma das complicações funcionais relatadas que ocorre com mais frequência é a fonética. Quando a colocação de implantes protéticos não era tão comum, isto era especialmente óbvio. Por conseguinte, os implantes eram inseridos fora dos limites pretendidos pela prótese, o que resultava em contornos linguais irregulares, menos adequados às articulações naturais da língua. Para além disso, os pacientes com edentulismo completo a longo prazo que se adaptaram à cobertura palatina total também têm sido referidos como tendo este cenário com mais frequência.

Foram também registadas complicações biológicas associadas às próteses, como já foi referido. Sob a prótese, estas incluíam hiperplasia e inflamação dos tecidos moles. A taxa de complicações estimada de 10 carros para estas complicações foi de 26%. Estes dois resultados estão provavelmente relacionados com os contornos das próteses e a quantidade de placa que retêm. É interessante que haja pouca informação disponível sobre como gerir a higiene destas próteses e os melhores contornos de prótese necessários para garantir uma higiene óptima (Fig. 11.3).

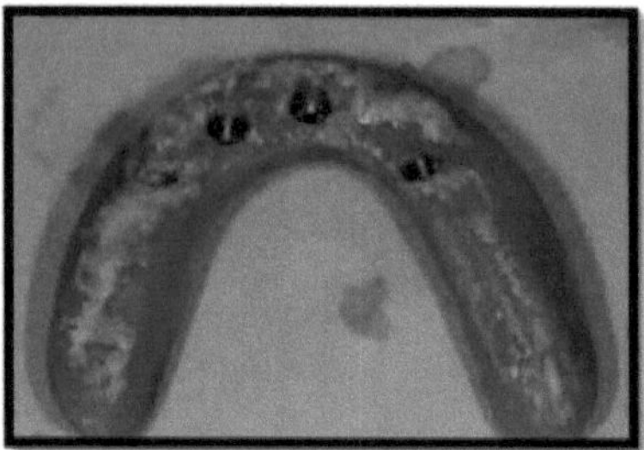

Fig. 11.3 Placa e cálculo na superfície intaglio da prótese

11.3 Complicações protéticas em cada fase do tratamento

As etapas do processo de tratamento incluem a fase de diagnóstico, o procedimento cirúrgico, a fase protética de transição, a fase protética definitiva e a fase de manutenção. Cada uma destas fases tem factores-chave a considerar de modo a reduzir a incidência de complicações protéticas estruturais, estéticas e funcionais.

11.3.1 A fase de diagnóstico

É impossível exagerar a importância desta fase. Envolve a realização de um exame minucioso do paciente e a compilação de uma grande quantidade de informações, incluindo moldes montados e fotografias, de modo a facilitar as escolhas cruciais que irão influenciar o resultado protético final.

As complicações iatrogénicas são aquelas que se desenvolvem como resultado desta fase. Resultam numa prótese que não é ideal do ponto de vista mecânico ou estético. Normalmente resultam de uma falha no reconhecimento de uma ou mais das quatro caraterísticas chave do paciente listadas abaixo: a posição da relação cêntrica, a zona de transição relativa à linha do sorriso, o apoio labial e a dimensão vertical oclusal.

11.3.1.1 Dimensão vertical oclusal e espaço de restauração

O material mais comummente utilizado para próteses fixas implanto-suportadas é o acrílico/resina. Uma desvantagem é o facto de este ser um material geralmente fraco e que deriva a sua força do volume. Como resultado, é necessário um espaço de restauração de 12-15 mm por arcada. Caso contrário, as próteses terão maiores probabilidades de fraturar.

Por conseguinte, é normalmente necessário criar o espaço de restauração necessário. Existem duas formas de o fazer: aumentar a dimensão vertical de oclusão (DVO) ou reduzir cirurgicamente o rebordo alveolar. Embora seja frequentemente necessário, a combinação das duas nem sempre é viável.

Por conseguinte, é essencial estabelecer a dimensão vertical oclusal (DVO) do paciente. É possível ganhar espaço de restauração aumentando a DVO se houver uma perda de DVO. A única forma de criar espaço de restauração se não houver perda de DVO é reduzir o rebordo alveolar.

11.3.1.2 A zona de transição

A junção prótese-gengival é a região de transição. Se a zona de transição for visível num sorriso natural, será necessário efetuar uma redução adicional do rebordo alveolar durante a cirurgia. Mesmo que exista espaço de restauração suficiente para a prótese fixa, isto continua a ser verdade. Caso contrário, será óbvio quando a gengiva rosa natural contrastar com o acrílico rosa sintético, o que produzirá uma estética significativamente inferior à ideal.

Deve ser utilizado um sorriso não posado para avaliar a linha do sorriso, o clínico deve ter em mente.

Muitos pacientes que necessitam de próteses fixas de arcada completa estão habituados a manter os seus sorrisos escondidos por vergonha, pelo que têm frequentemente relutância em sorrir. Este problema surge frequentemente após a conclusão do tratamento, porque os pacientes têm mais probabilidades de sorrir amplamente quando estão satisfeitos com o aspeto dos seus dentes.

11.3.1.3 Apoio labial

Os pacientes que usaram próteses removíveis durante muito tempo necessitaram frequentemente de um rebordo bucal para apoiar o lábio para fins estéticos. Uma superfície côncava do entalhe acumularia placa bacteriana e partículas de alimentos, impedindo o acesso para uma higiene adequada, pelo que as próteses fixas não podem ter um rebordo bucal.

Quando existe apenas uma pequena quantidade de reabsorção vertical residual do rebordo, isto é especialmente problemático. Nesses casos, seria necessário um perfil de emergência protético muito acentuado para fornecer o suporte labial necessário. O planeamento de uma quantidade significativa de redução vertical do rebordo que permita um perfil de emergência protético gradual que suporte o lábio é crucial para evitar este problema.

11.3.1.4 Relação centrada

A relação cêntrica é uma última caraterística de diagnóstico a ter em conta, embora possa ter um impacto menor do que as caraterísticas anteriores mencionadas acima. Uma dentição desfeita força a maioria dos pacientes que usam próteses fixas de arcada completa a adotar uma posição modificada do maxilar para mastigar os alimentos. Como resultado, é provavelmente impreciso capturar a relação do maxilar do paciente nesta posição regular, o que leva a próteses fixas provisórias que não ocluem com uma distribuição de força uniforme. Consequentemente, as próteses provisórias são muito mais propensas a fracturas. Felizmente, esta é uma falha que pode ser corrigida antes de se passar à fase conclusiva. Os clínicos devem registar os dados intra-oclusais numa relação cêntrica para evitar este cenário.

11.3.2 O procedimento cirúrgico

Em primeiro lugar, uma fase de diagnóstico cuidadosamente efectuada simplificará o procedimento cirúrgico propriamente dito. No entanto, é agora o dever do cirurgião executar o plano protético com precisão. Para mascarar a zona de transição e criar espaço de restauração suficiente para o material protético, os rebordos alveolares devem ser suficientemente reduzidos.

Em segundo lugar, a dificuldade do cirurgião consiste em colocar os implantes dentários dentro das restrições do osso e dos limites previstos da prótese ao mesmo tempo. É frequente que os implantes sejam posicionados fora dos limites da prótese. Isto é especialmente verdadeiro quando o cirurgião é inexperiente e quando um stent cirúrgico não é corretamente utilizado. A zona neutra, que se refere às regiões da cavidade oral onde as forças exercidas pela língua, bochechas e lábios são iguais, será ultrapassada pela prótese nesta situação. Consequentemente, os pacientes sentir-se-ão desconfortáveis devido à prótese. Mais uma vez, o reposicionamento dos implantes é necessário para resolver esta complicação irreversível. O planeamento digital das posições propostas para os implantes pode ser vantajoso na preparação para o procedimento cirúrgico, mesmo que não seja utilizada a técnica de cirurgia guiada (Fig. 11.4).

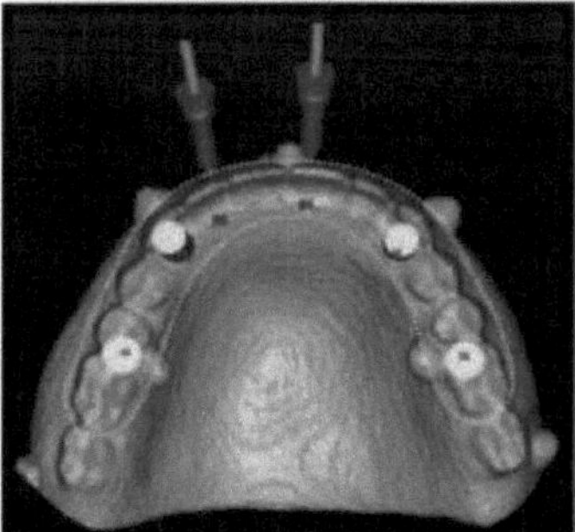

Fig. 11.4 Planeamento digital para uma prótese fixa implanto-suportada.

11.3.3 A fase protética de transição

A prótese provisória fixa provisória é carregada sobre os implantes para iniciar a fase de transição, que se sobrepõe à fase definitiva, durante a qual a prótese final está a ser criada. A prótese provisória é sempre feita inteiramente em acrílico. Por conseguinte, esta prótese é, por natureza, menos resistente e mais suscetível de se partir. De facto, uma das complicações protéticas mais frequentemente relatadas é a fratura da prótese provisória em acrílico. Felizmente, o acrílico é facilmente reparável, e é possível efetuar reparações no mesmo dia com apoio laboratorial suficiente.

Devem ser tomadas precauções em pacientes com hábitos parafuncionais ou com um historial de múltiplas fracturas da prótese para reduzir o risco de futuras fracturas e simplificar futuras reparações. Estas incluem a redução ou remoção de todas as partes em cantilever da prótese, a adição de reforço de fio metálico e a garantia de que a oclusão é distribuída uniformemente entre todos os dentes artificiais.

11.3.4 A fase protética definitiva

Certificar-se de que a estrutura da prótese final apresenta uma passividade completa sobre os implantes é o aspeto mais importante da fase definitiva para evitar complicações protéticas. Caso contrário, os parafusos que seguram a prótese no lugar serão sujeitos a uma tensão excessiva. O afrouxamento dos parafusos e, em última análise, a sua fratura, têm sido atribuídos a uma falta de ajuste passivo. A aplicação de férulas nas coifas de moldagem é a forma mais simples de assegurar uma captura exacta das posições dos implantes ao efetuar uma moldagem convencional. Isto é particularmente útil quando se efectuam moldagens ao nível do molde, apesar de ser pouco comum.

Além disso, foi demonstrado que as estruturas de titânio fresado atingem uma adaptação passiva mais frequentemente do que as estruturas fundidas convencionalmente.

A extensão do cantilever deve ser cuidadosamente considerada, tal como a prótese provisória. A probabilidade de deformação da estrutura, delaminação do dente protético e, por fim, fratura da estrutura aumenta com o tamanho dos braços do cantilever. Isto acontece quando a estrutura metálica se encontra com o implante mais afastado. Apesar da capacidade do cantilever de se estender mais do que a prótese provisória, não deve ir além de 1,5 vezes a extensão A-P. Finalmente, a porção em cantilever não deve ter quaisquer contactos oclusais óbvios.

Naturalmente, devem ser feitos todos os esforços em relação aos dentes protéticos para distribuir uniformemente os contactos oclusais bilateralmente e reduzir a quantidade de desgaste dentário que ocorre. O T-scan é uma ferramenta eletrónica que os profissionais podem utilizar para verificar e corrigir a oclusão, de modo a implementar este esquema oclusal. Podem ser utilizados dentes acrílicos altamente reticulados para resistir ao desgaste. Para evitar uma sobreposição vertical profunda com pouca sobreposição horizontal, os médicos devem fazer um esforço para proporcionar uma articulação mutuamente protegida. Por conseguinte, os doentes devem ter a liberdade de se deslocarem de e para relações cêntricas. Se estas recomendações não forem respeitadas, é mais provável que o doente sofra fracturas da prótese.

No que respeita aos contornos da prótese, a superfície do entalhe deve ser plana a convexa, não festonada e intimamente ligada aos tecidos. Para confortar os pacientes e apoiar a fonação, os perfis de emergência buco-lingual devem ser suaves e graduais. Caso contrário, os pacientes podem revelar dificuldades fonéticas.

A prótese final deve ser construída para a retenção de parafusos, que é a consideração mais importante. A principal razão pela qual as próteses metalo-acrílicas são utilizadas é a facilidade com que podem ser fixadas. A complicação mais frequente é a fratura do material, pelo que é necessário ter uma forma fácil de recuperar a prótese para que a reparação possa ser feita.

11.3.5 A fase de manutenção

Segue-se a fase de manutenção, que dura para sempre e começa assim que a prótese definitiva é implantada. As complicações das próteses são atualmente apenas uma possibilidade. Não são de natureza iatrogénica, ao contrário de algumas das outras fases do tratamento. Devido às limitações da informação disponível, elas ocorrerão. O doente terá uma prótese temporária à qual poderá recorrer

após o fim do tratamento se a sua prótese permanente se partir, o que constitui uma vantagem significativa do protocolo de carga imediata. Mesmo que a reparação não possa ser efectuada de imediato, o doente pode continuar a ter a prótese provisória colocada enquanto a reparação está a ser feita.
A fim de monitorizar a integridade da oclusão posterior e determinar se os dentes protéticos necessitam de ser actualizados, também é benéfico fazer revisões frequentes.
A probabilidade de os pacientes necessitarem de substituir os seus dentes posteriores aumenta 50 vezes entre o segundo e o quinto ano após a colocação do implante, de acordo com uma análise retrospetiva de registos. Estas consultas frequentes também dão ao médico a oportunidade de verificar os implantes, limpar a placa bacteriana e o cálculo, verificar os tecidos moles e ajustar os contornos da prótese, se necessário.
Por último, mas não menos importante, a remoção e a substituição de rotina destas próteses requerem o manuseamento de peças minúsculas, como parafusos de próteses e até as próprias chaves de parafusos. A ingestão ou, pior ainda, a aspiração destes componentes pode provocar complicações graves. É fundamental tomar medidas para evitar que isso aconteça. A utilização de chaves dinamométricas com eixos longos e pontas magnéticas é um desses truques (Fig. 11.5).

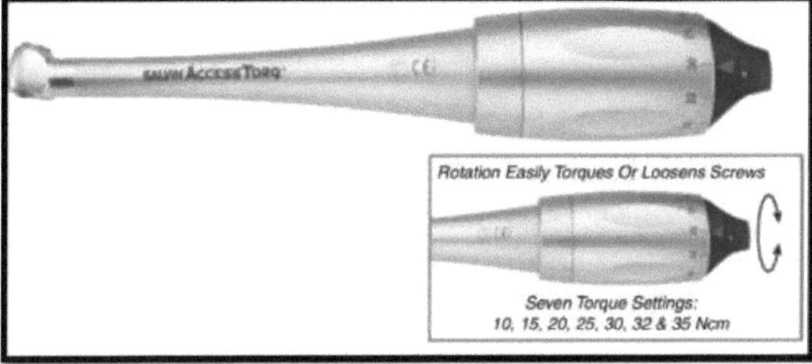

Fig. 11.5 Chave dinamométrica com haste longa que ajuda no acesso e manuseamento de pequenos parafusos protéticos

CAPÍTULO 11

GESTÃO DO INSUCESSO NA RECONSTRUÇÃO COM IMPLANTES SEM ENXERTOS RECONSTRUÇÃO COM IMPLANTES

12.1 Introdução

Uma solução de implante sem enxerto pode ter vários benefícios para os doentes com atrofia avançada. No entanto, uma vez que pode envolver a utilização de implantes angulados ou curtos, a ancoragem e a vantagem mecânica podem ser insuficientes. Estas circunstâncias acrescentam um nível de complexidade que pode tornar as complicações ou o insucesso mais difíceis de gerir num ambiente que já é anatomicamente limitado.

A atenção aos detalhes no planeamento protético, bem como nas fases provisória e definitiva da reconstrução protética, é também da maior importância, dadas as restrições anatómicas e os desafios cirúrgicos. Para além das complicações estéticas e protéticas, um planeamento protético deficiente pode também resultar num planeamento cirúrgico insuficiente, numa preparação inadequada dos maxilares durante a cirurgia, num posicionamento incorreto do implante, numa carga inadequada e numa falha final do implante.

12.1.1 Falha do implante

A possibilidade de fracasso do implante existe em todos os procedimentos de implante. Claramente, a maioria dos pacientes que requerem procedimentos sem enxertos não têm tido muito sucesso em manter os seus dentes em boas condições, e muitas destas pessoas podem também não ser hábeis na manutenção dos seus implantes. Todos os riscos conhecidos de fracasso dos implantes estarão presentes; estes incluem aqueles que fumam, têm doença periodontal [117], são diabéticos, tomam bifosfonatos e têm uma saúde precária. Os perigos adicionais incluem os relacionados com estruturas anatómicas críticas próximas, dificuldades biomecânicas e, mais importante ainda, o controlo das expectativas do paciente.

Um implante pode ficar sobrecarregado se uma ponte provisória for feita de forma insuficientemente sólida ou se partir. Se for necessário reduzir a mandíbula nos casos em que a atrofia é mínima para criar espaço para a prótese, uma redução insuficiente pode levar à criação de uma prótese provisória fraca; a fratura precoce desta prótese pode resultar na falha do implante. Por outro lado, o paciente deve dar o seu consentimento expresso para a redução da mandíbula, uma vez que uma redução excessiva da mandíbula pode remover osso que mais tarde poderia ser útil em caso de fracasso.

Se estiver imediatamente disponível outro local de implante adequado para complementar o suporte da ponte, ou se existir pelo menos uma prótese amovível, a gestão do doente será mais simples no caso de um fracasso precoce. A posse de competências técnicas e o fácil acesso a serviços laboratoriais serão cruciais para uma gestão rápida. Poderá ser necessária uma prótese amovível para o doente usar entretanto, se a ancoragem dos restantes implantes não for a ideal, se dois ou mais implantes falharem ou se a cicatrização dos implantes recentemente colocados não tiver progredido no momento da falha.

No caso de uma falha posterior do implante, os implantes restantes podem estar estáveis e os locais de extração terão sido submetidos a um processo de cicatrização mais completo. Os problemas com os implantes podem não ser notados pelos pacientes até se tornarem graves. As consequências devastadoras podem resultar da perda tardia de um implante devido, por exemplo, a uma peri-implantite, que pode ser acompanhada por uma perda óssea significativa, afectando muito provavelmente vários implantes, como se mostra na Fig. 12.1.

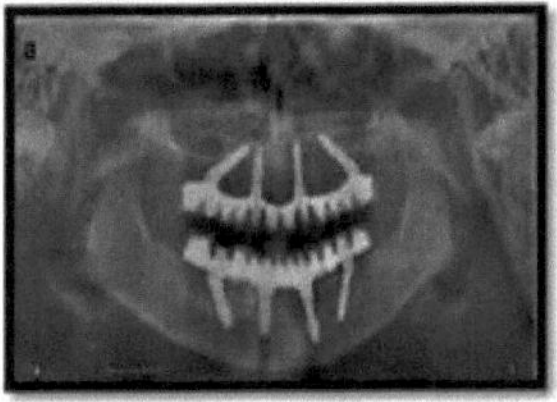

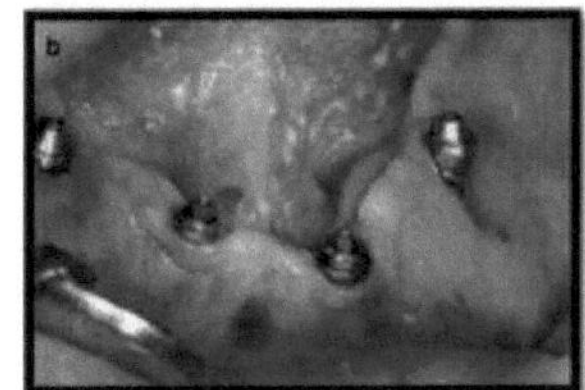

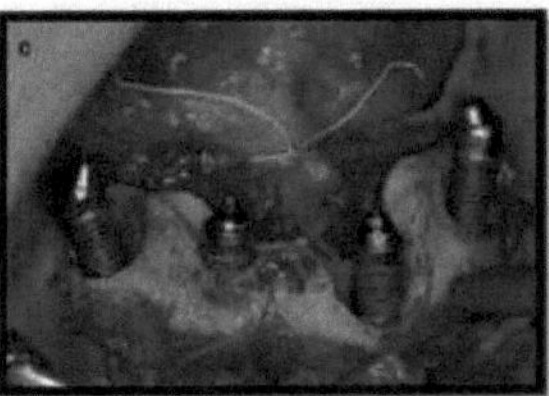

Fig. 12.1 Implantes múltiplos afectados por peri-implantite (a, b). A remoção destes implantes longos seria altamente destrutiva, pelo que foi tomada a decisão de tentar mantê-los, por enquanto, com desbridamento cirúrgico (c), resolvendo, para já, as questões do tabagismo e da manutenção

12.1.2 Remoção de implantes com falhas

Os implantes longos são frequentemente utilizados para dar a uma prótese temporária uma estabilidade forte e imediata. Por este motivo, a remoção de um implante parcialmente osseointegrado pode ser difícil e conduzir potencialmente a uma destruição óssea adicional significativa, mesmo quando um implante com falhas perdeu até 50% do seu osso de suporte. A utilização de trefinas de ajuste apertado, instrumentação ultra-sónica e remoção de osso com uma broca de fissura fina numa peça de mão de turbina de ar invertida são técnicas para uma remoção de implantes menos invasiva; todas requerem perseverança, precisão e irrigação abundante.

As ferramentas de extração de implantes, uma adição útil a este arsenal que permite uma remoção menos invasiva dos implantes, devem ser utilizadas com precaução, uma vez que os implantes com paredes mais finas têm tendência a partir-se se ainda estiverem osseointegrados em mais de 4-5 mm do seu comprimento. A remoção de osso deve, naturalmente, ser reduzida ao mínimo. Na realidade, pode ser melhor combinar todos estes métodos para obter um resultado que preserve o osso ao máximo, concentrando-se numa técnica suave com pouca produção de calor. Ao decidir sobre a remoção de um implante afetado por peri-implantite, é necessário considerar cuidadosamente a idade do paciente e a taxa de progressão da doença antes de avançar para a explantação, uma vez que a remoção de um implante parcialmente osseointegrado pode ser muito prejudicial.

12.1.3 Implantes de "salvamento

As estruturas anatómicas críticas que demarcam o osso facilmente explorável no maxilar atrófico restringem normalmente a posição do implante mais posterior, que pode ser angulado distalmente para alargar o suporte e distribuir a carga.

Pode ser possível utilizar um implante mais comprido ou mais largo se substituir um implante que falhou o mais rapidamente possível por um implante de "resgate", mas fazê-lo no mesmo local pode ser arriscado, a menos que o implante falhado seja reconhecido imediatamente, o que pode muito bem ser o caso.

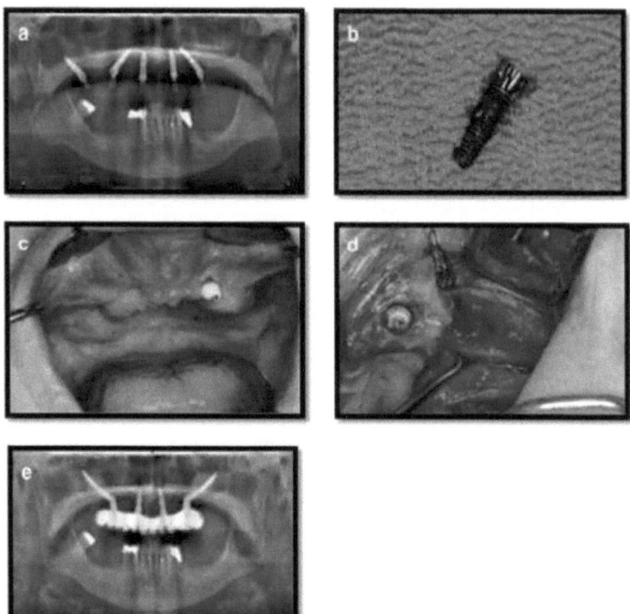

Fig.12.2 É descrito o tratamento de um doente que desenvolveu problemas peri-implantares refractários em torno de três de quatro implantes dentários (a). Foi tomada a decisão de remover e substituir os implantes, uma vez que apenas estava colocada uma prótese fixa provisória, e considerou-se que não se podia confiar nos implantes para suportar uma prótese definitiva. A remoção dos implantes foi efectuada através de uma combinação de remoção óssea com instrumentos ultra-sónicos e ferramentas de remoção de implantes. Isto revelou-se extremamente difícil; a utilização da ferramenta de recuperação num dos implantes resultou em fratura (b). Teria sido possível substituir os implantes na altura da remoção, mas previa-se uma cicatrização deficiente nos locais de explantação. Seis meses mais tarde, tinha havido uma remodelação considerável (c, d), e a substituição direta dos implantes era impossível. Entretanto, o paciente estava muito descontente por ter de usar uma prótese amovível, (e) Foram utilizados implantes zigomáticos em conjunto com um único implante retido e um único implante dentário novo para suportar finalmente uma prótese

Para reduzir a quantidade de artefactos radiográficos locais associados ao implante e à prótese, considerar a obtenção de imagens após a remoção do implante e com a prótese removida, se um implante estiver solto. As imagens de CBCT permitem um exame cuidadoso da mandíbula para detetar locais de implante alternativos. O tipo de aparelho de CBCT e as definições utilizadas nesta situação devem ser cuidadosamente considerados para obter um resultado optimizado de alta resolução, uma vez que existem cada vez mais aparelhos de CBCT disponíveis.

Quando houver mais osso disponível e os implantes estiverem amplamente dispersos, haverá mais espaço para a colocação de um implante de "resgate" num novo local, facilitando a recuperação da situação. O seio maxilar no maxilar superior ou o nervo mentoniano no maxilar inferior podem limitar o vão dos implantes se se tratar de um implante distal angulado, o que faz com que o novo implante seja posicionado mais anteriormente e resulte num possível vão mais estreito do que na situação original.Um implante zigomático pode ser utilizado para substituir um implante falhado no maxilar. Em caso de falha, para restaurar uma situação ou oferecer uma construção totalmente nova, como na

Fig. 12.2.

12.1.4 Falha e implantes zigomáticos

Utilizados pela primeira vez em 1998, os implantes zigomáticos têm uma elevada taxa de sucesso. Podem suportar uma prótese suportada por implantes, sozinhos na configuração "quad zygoma" [118] ou em conjunto com implantes dentários. Tem-se escrito menos sobre a utilização de implantes zigomáticos numa configuração quádrupla, apesar do facto de ser evidente que este é também um tratamento bem sucedido para a maioria dos pacientes. Isto contrasta com a extensa literatura sobre os resultados do tratamento com implantes zigomáticos em conjunto com implantes dentários convencionais. Os estudos demonstraram que os implantes dentários (normalmente curtos) têm uma taxa de insucesso mais elevada nas reconstruções suportadas por implantes zigomáticos e dentários.

Por este motivo, é aconselhável considerar cuidadosamente o posicionamento de um implante zigomático posterior ao planear os implantes zigomáticos, para que possa ser colocado um implante zigomático anterior adicional no caso de um dos implantes dentários falhar (Fig. 12.3). Na Fig. 12.4, o implante zigomático esquerdo está posicionado de forma a que a sua ponta esteja demasiado próxima do rebordo orbital para permitir a colocação de um novo implante zigomático anterior. Isto torna difícil a simples correção da

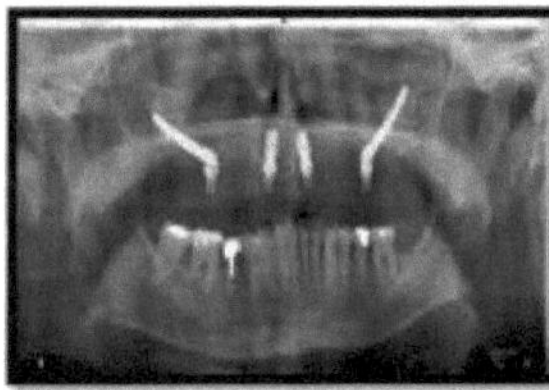

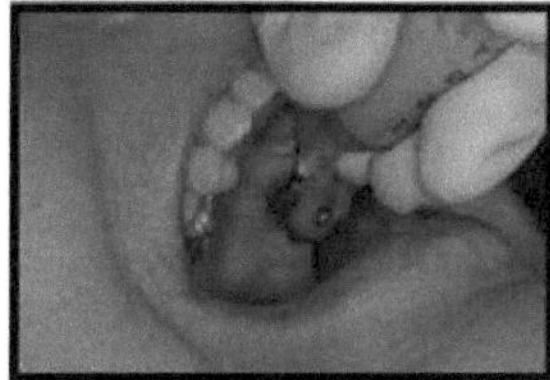

Fig. 12.3 A colocação do implante zigomático esquerdo impediria ou complicaria a colocação de um implante zigomático anterior se o implante dentário curto falhasse mais tarde - enquanto que no lado direito há mais espaço entre o rebordo orbital e o implante distal

Fig. 12.4 Este doente desenvolveu uma dor intensa que foi diagnosticada como sinusite aguda logo após a cirurgia de implante zigomático, o seio foi drenado com uma agulha hipodérmica e uma seringa e foram prescritos antibióticos com alívio dos sintomas.

A situação é mais fácil de resolver se o implante anterior falhar, ao passo que, no lado direito, existe espaço suficiente para inserir um novo implante zigomático, se necessário.

12.1.5 Complicações relacionadas com o seio maxilar

As complicações com os seios nasais podem desenvolver-se precocemente no decurso do tratamento, mais tarde ou muito mais tarde. Nenhum estudo analisou os pacientes que receberam implantes zigomáticos anos mais tarde ou a condição do seio em pacientes assintomáticos após a cirurgia. Existe pouca informação sobre como as complicações se podem desenvolver a longo prazo, à medida que os tecidos à volta dos implantes se alteram, o doente envelhece e a sua saúde e bem-estar mudam.

Colonização microbiana do eixo roscado pode resultar de inflamação em torno do pescoço do implante zigomático. Como o implante pode entrar no seio maxilar através da maxila (a abordagem intra-maxilar original, ad modem Brancmark), isto pode resultar em infeção ou inflamação crónica do seio.

Se os sintomas sinusais forem graves, pode ser possível remover o implante, mas se o implante estiver firmemente ancorado no zigoma, pode ser mais prático remover apenas a porção apical osseointegrada do implante, uma vez que pode ser demasiado traumatizante remover todo o implante.

Se houver perda óssea à volta da haste do implante devido a inflamação gengival ou sinusal, os tecidos circundantes podem ficar sem suporte, pouco vascularizados e com maior probabilidade de cicatrizar lentamente após a cirurgia, mesmo depois de o implante ter sido removido, deixando uma fístula persistente.

12.1.6 Infeção apical

O ápice das variedades anteriores de implantes zigomáticos é oco, ou "câmara óssea". Embora seja uma complicação conhecida e preocupante, a infeção associada ao ápice de um implante zigomático só foi relatada ocasionalmente. Na experiência dos autores, o implante teve de ser removido para tratar uma infeção que era resistente aos antibióticos e estava a drenar extra-oralmente (Fig. 12.5). Este procedimento foi extremamente difícil, traumático e destrutivo, e o paciente ficou com uma cicatriz indurada e inestética.

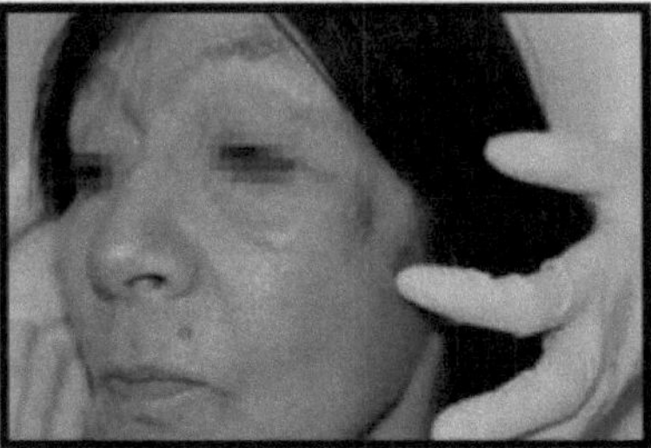

Fig. 12.5 Infeção associada ao ápice de um implante zigomático com manifestação extra-oral; este implante foi removido com muita dificuldade

Um paciente foi encaminhado com uma infeção recorrente ligada ao ápice de um implante zigomático numa outra ocasião. A radiolucidez apical de um implante zigomático anterior e a sua possível remoção foram discutidas com o paciente, que resistiu à ideia porque o implante parecia estar firmemente ancorado. Em vez disso, o ápice do implante foi acedido diretamente através de uma incisão extra-oral após um cuidadoso planeamento radiográfico e cirúrgico, e o problema foi completamente resolvido através da ressecção dos 6 mm apicais do implante, incluindo a câmara óssea. O mesmo paciente também necessitou de aparar o ápice de um implante zigomático incómodo e de colocar um quarto implante zigomático após um implante dentário anterior curto ter deixado de funcionar. O quarto implante zigomático teve de ser colocado na pequena quantidade de osso que existia entre a órbita direita e o implante zigomático posterior.

CAPÍTULO 12

MANUTENÇÃO DE RESTAURAÇÕES IMPLANTO-SUPORTADAS DE ARCO COMPLETO RESTAURAÇÕES IMPLANTO-SUPORTADAS

13.1 Introdução

Devido à heterogeneidade da evidência de apoio na literatura de uma determinada prática, a manutenção de implantes dentários é um tópico que causa muita variedade e confusão na comunidade dentária. O objetivo deste capítulo é avaliar as descobertas recentes que lançaram luz sobre os cuidados domiciliários com os implantes dentários, bem como sobre a manutenção dos implantes dentários no consultório. Os pacientes a quem foram removidos todos os dentes em favor dos implantes dentários apresentam um risco específico.

Quando comparada com a inserção periodontal, a inserção peri-implantar é diferente. As fibras gengivais rodeiam o implante de forma circunferencial; não se inserem na superfície do implante ou no pilar. No entanto, a gengiva à volta de um dente está hemi-desmossomicamente ligada à camada de cemento da raiz. Não há dúvida de que o periodonto que rodeia o dente proporciona uma vedação que impede a invasão de bactérias ao nível do osso, quando comparado com o peri-implante e a ligação periodontal. Uma vez que a inserção peri-implantar não oferece tanta proteção ao osso circundante, é crucial praticar excelentes cuidados em casa e tratar a peri-implantite de forma preventiva, em vez de tratar a doença.

De acordo com Froum e Rosen, a doença peri-implantar que avançou para além da "gengivite" ou da mucosite peri-implantar até ao ponto de perda óssea é designada por pcri-implantite.[119] No prazo de cinco anos após a colocação do implante, 63% dos doentes sofrem de mucosite peri-implantar e 1 em cada 5 sofre de peri-implantite, de acordo com a terceira Conferência de Consenso da EAO de 2012.[120] A melhor forma de prevenir falhas de implantes é compreender plenamente as suas causas e abordar alguns dos factores que colocam alguns pacientes em risco elevado de desenvolver peri-implantite.

13.1.1 Cuidados domiciliários para implantes dentários

Para além do fio dental, existem muitos outros instrumentos para a limpeza entre os dentes, incluindo várias escovas interdentais com diferentes tamanhos e formas, pontas de borracha e irrigadores orais. Os doentes com próteses implanto-suportadas podem considerar as escovas interdentárias úteis, mas devem ser capazes de as utilizar corretamente (Fig. 13.1). Após 30 dias, demonstrado que os irrigadores orais pulsantes são 80% mais eficazes do que o fio dental na redução da hemorragia à volta dos implantes dentários.([121])- [122] De acordo com um estudo da Tufts School of Dental Medicine, a utilização de uma escova de dentes manual e de um fio dental com água com uma ponta de implante foi 145% mais eficaz do que a utilização de fio dental à volta dos implantes.[123] uma diminuição notável da hemorragia gengival às 2 semanas e 30 dias, respetivamente.

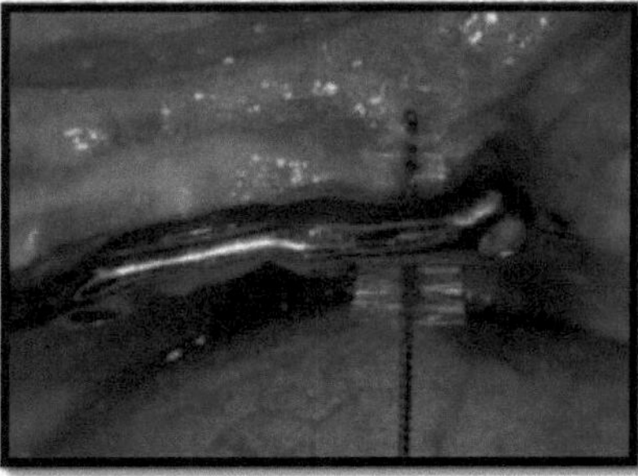

Fig. 13.1 Uma escova interdentária cónica pode ser utilizada para limpar uma barra de implante

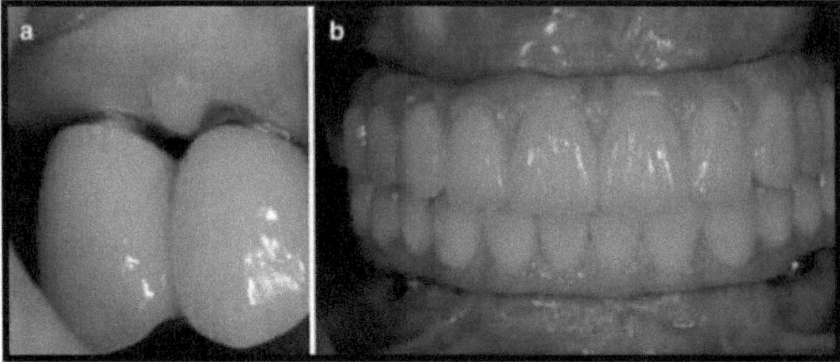

Fig. 13.2 Utilizadores de irrigadores orais, (a) Tecido gengival saudável à volta de implantes dentários individuais. Este doente tinha anteriormente uma inflamação que causou uma recessão para expor o pilar, (b) Tecido gengival saudável à volta da prótese de arcada completa superior e inferior

Em conclusão, deve ter-se em conta o paciente, incluindo a destreza, a motivação e o tipo de restauração, quando se recomenda um protocolo de cuidados domiciliários para pacientes com implantes dentários. Um irrigador oral pulsado é a ferramenta mais prática e eficiente a utilizar na limpeza por baixo de uma prótese para uma restauração de arcada completa (Fig. 13.2 a, b). Se existir inflamação à volta dos tecidos peri-implantares, sugere-se que os pacientes utilizem uma escova de dentes eléctrica e um irrigador oral.

13.1.2 Gestão de implantes dentários no consultório

Instruções regulares de higiene oral e desbridamento mecânico utilizando vários instrumentos manuais ou eléctricos, com ou sem ferramentas de polimento, devem fazer parte dos procedimentos de controlo da placa administrados por profissionais. O período de tempo entre as consultas de higiene deve ser determinado especificamente para cada paciente, com base nos seus hábitos de higiene oral e em qualquer historial de periodontite. O consenso de 2015 recomenda intervalos de 3, 6 ou 12 meses, com intervalos mais curtos em pacientes com um historial de periodontite agressiva, mas não existe um protocolo estabelecido na literatura para o intervalo de 6 meses para pacientes com implantes.[124] Um intervalo de 1 ou 2 meses também pode ser necessário para evitar o aparecimento de cri-implantite num paciente que tenha dificuldade em limpar por baixo da prótese.

Antes de o implante ser inserido, é crucial avaliar a quantidade de tecido queratinizado presente à volta da área do implante (Fig. 13.3). Para a colocação de um implante numa fase ou para a ligação do pilar para a colocação de um implante em duas fases, os médicos devem ter em conta a existência de tecido queratinizado fixo e imóvel em redor da porção transmucosa do implante já durante a colocação do implante.

Sempre que possível, deve ser utilizada uma restauração aparafusada. Uma prótese telescópica amovível e de encaixe por fricção tem sido utilizada por outros profissionais médicos. A vantagem deste tipo de restauração é o facto de o paciente ter um acesso fácil para limpar à volta dos implantes. É crucial utilizar um cimento radio-opaco, que é visível nas radiografias para facilitar a remoção completa, se a cimentação for necessária devido ao ângulo do implante.

A forma da prótese pode afetar significativamente a capacidade do doente para cuidar dos seus tecidos peri-implantares e praticar uma boa higiene oral em casa. Este problema deve ser reconhecido pelo médico dentista, que deve certificar-se de que as restaurações são tão facilmente acessíveis quanto possível. Por exemplo, uma restauração de arcada completa com uma concavidade na parte inferior não é higiénica (Fig. 13.4a-c). As dimensões vestíbulo-linguais da prótese devem ser tão estreitas quanto possível, mas não tão finas que possam partir, e todas as superfícies do entalhe devem ser convexas ou planas. O doente deve ser capaz de inserir o fio dentário completamente dentro da prótese e por baixo da mesma.

13.1.3 Manutenção de registos

A saúde sistémica, os medicamentos e/ou os suplementos devem ser inquiridos regularmente, porque 68% dos americanos tomam atualmente algum tipo de suplementos que podem afetar a saúde oral. As deficiências nutricionais podem afetar a saúde oral. A deficiência de vitamina D, por exemplo, aumenta o risco de osteoporose, tensão arterial elevada, alergias, constipações e gripes, saúde mental e problemas cardíacos. Um nível adequado, por outro lado, afecta positivamente a saúde oral, reduzindo a inflamação e modulando o crescimento celular e a função imunitária. O nível de vitamina D também tem sido inversamente associado ao sangramento gengival e ao nível de doença periodontal.[125]

As fotografias de base, as radiografias e as profundidades de sondagem devem ser tiradas aquando da colocação do implante e da entrega da prótese, para que possamos monitorizar as alterações ao longo do tempo. Idealmente, as radiografias devem ser efectuadas uma vez por ano. Os níveis de inflamação e de placa devem ser comunicados em todas as consultas (Fig. 13.5a, b).

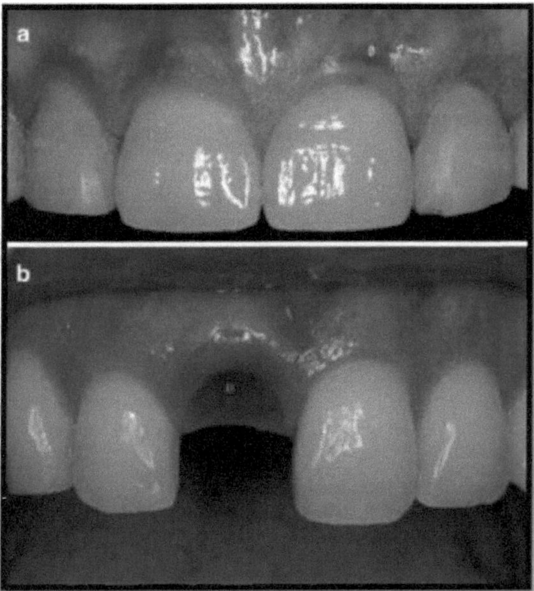

Fig. 13.3 (a) Zona adequada de mucosa queratinizada em redor de restaurações de implantes que substituem incisivos centrais, (b) Zona inadequada de mucosa queratinizada em redor de implantes

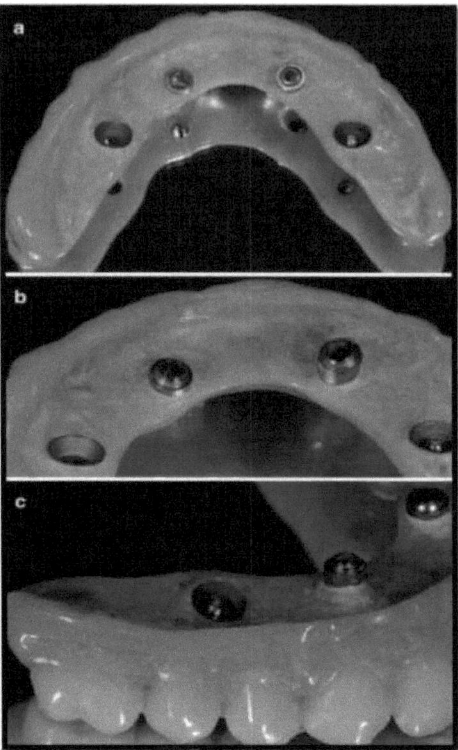

Fig. 13.4 (a-c) Contornos inadequados de uma restauração implanto-suportada de arcada completa, tornando-a não limpável

13.1.4 Acumulação e remoção da placa bacteriana

Apesar da preferência de alguns higienistas por scalers de plástico, estudos demonstraram que todos os scalers, quer sejam feitos de titânio, resina com ou sem carga, ou ambos, deixam riscos na superfície do titânio. A superfície lisa do implante/abutment não deve ser riscada tanto quanto possível pelos higienistas, porque os riscos podem efetivamente promover a acumulação de placa bacteriana. A remoção da placa bacteriana com raspadores manuais e eléctricos é aconselhada no consenso de 2015 sobre a manutenção de implantes dentários. Para evitar o derrame de partículas nos tecidos em redor dos implantes, não é aconselhável utilizar abrasivos de pó de ar para a limpeza. Um estudo realizado por Tastcpe e colegas concluiu que a utilização de abrasivos de pó de ar em titânio causou pequenas alterações na superfície, sendo que o tipo de pó utilizado, o tempo de aplicação e o facto de o pó ter sido aplicado cirurgicamente ou não influenciaram os resultados do tratamento.

13.2 Manutenção de próteses

Do ponto de vista do paciente, a viagem começa com a entrega das restaurações definitivas. O médico deve sempre aconselhar o paciente a manter a higiene pessoal e a respeitar as restrições alimentares. O resultado a longo prazo pode ser comprometido se não for estabelecido um protocolo de manutenção rigoroso.

Do ponto de vista protético, as preocupações comuns incluem o seguinte:

1. Com que frequência se retira a prótese?
2. Quais são as complicações mais comuns?
3. Os parafusos são substituídos?

4. Quais são as instruções de pós-entrega?

1. Com que frequência se retira a prótese?

A superfície inferior da restauração deve ser projectada com uma superfície convexa ou plana para que seja facilmente acessível (Fig. 13.6). Isto fará com que os contornos dos tecidos sejam côncavos. Este contorno deve ser desenvolvido com a restauração provisória, de modo a que, quando forem efectuadas as impressões definitivas, esta informação seja transferida com precisão para o técnico de laboratório.

A remoção da prótese é efectuada com base numa avaliação de risco. Durante o primeiro ano após a entrega da restauração definitiva, o paciente é mantido numa consulta de retorno de 3 meses. Este regime de consulta de revisão deve ser incluído nos honorários originais do doente, de modo a encorajá-lo a comparecer. Nesta consulta de revisão, são avaliados os seguintes aspectos:

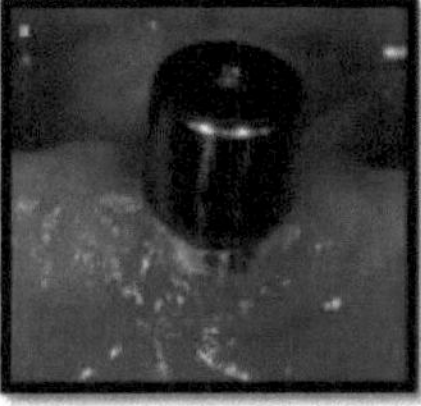

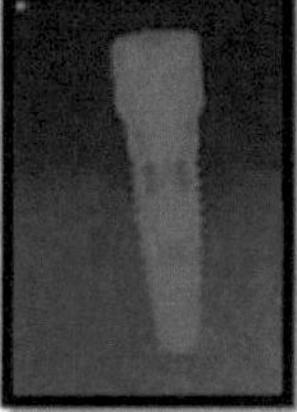

Fig. 13.5 (a) Acumulação de placa no colo do implante causando inflamação gengival à volta de um implante dentário, (b) Radiografia periapical do mesmo implante mostrando perda óssea até à quinta rosca

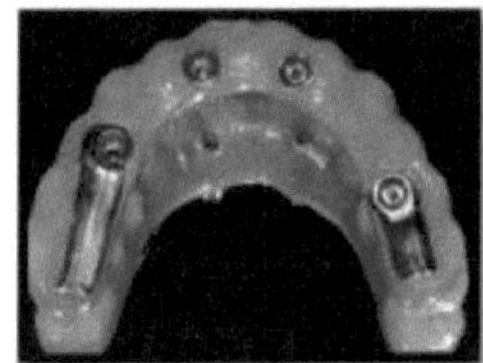

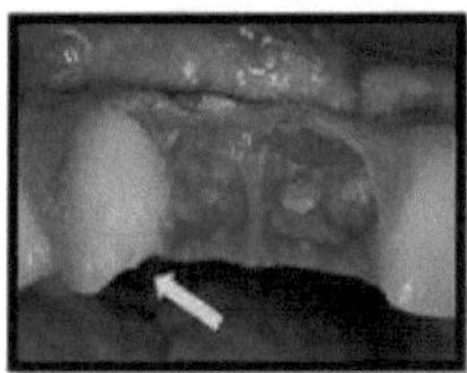

Fig. 13.6 A superfície inferior da restauração deve ser convexa e bem polida

Fig. 13.7 Espaço de restauração inadequado e força excessiva podem resultar em fratura das restaurações

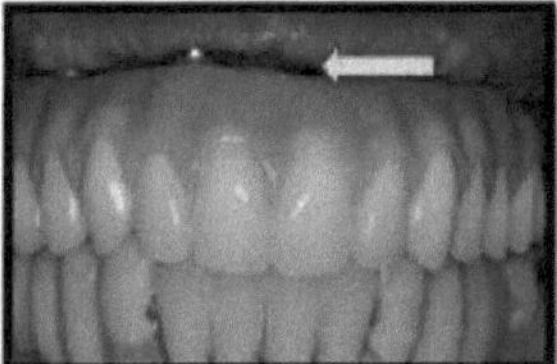

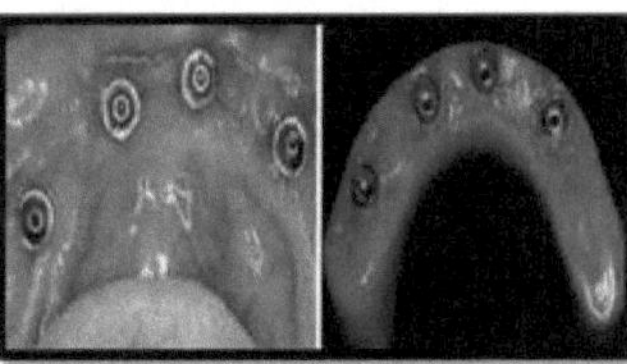

Fig. 13.8 Recessão de tecido à volta de uma restauração de base acrílica. Isto é facilmente resolvido com uma impressão de recolha e um reembasamento de laboratório

Fig. 13.9 (a, b) Superfície inferior rugosa das restaurações resultando em inflamação dos tecidos peri-implantares

1. Saúde dos tecidos peri-implantares
2. Mobilidade da restauração-integridade dos parafusos
3. Desgaste dos dentes
4. Oclusão na prótese
5. Distúrbios da fala

2. Quais são as complicações mais comuns?

As complicações mais comuns incluem, mas não se limitam a

1. Abrasão de dentes de resina acrílica (Fig. 13.7)
2. Fratura de cerâmica estratificada
3. Reabsorção do tecido por baixo da prótese (Fig. 13.8)
4. Fratura da estrutura
5. Tecidos peri-implantares inflamados devido a má higiene ou superfície inferior rugosa da prótese (Fig. 13.9)

A fratura e a abrasão da resina acrílica estão normalmente relacionadas com a sobrecarga oclusal. Tradicionalmente, o papel de articulação de 8-10 microns e o calço têm sido utilizados para avaliar a oclusão. Em pacientes com restaurações implanto-suportadas, a osseo-perceção é reduzida e, como resultado, podem exercer forças mais elevadas sobre os dentes protéticos do que na sua dentição natural. Na última década, a análise oclusal digital tem sido utilizada como um complemento para aperfeiçoar a oclusão. A vantagem desta abordagem é que o clínico pode ver não só a posição dos contactos, mas também o momento do fecho e a intensidade dos contactos oclusais. Isto é visualizado num gráfico de barras e são feitos os ajustes oclusais apropriados. Todos os pacientes devem terminar o tratamento com o fabrico de um aparelho de noite e devem aderir ao uso deste aparelho para evitar complicações mecânicas.

3. Os parafusos são substituídos?

Não existem dados que ajudem o médico dentista a decidir com que frequência deve substituir os parafusos protéticos. Os parafusos são apertados de acordo com as especificações do fabricante quando a restauração é entregue, criando uma força de aperto que mantém o pilar no implante e uma pré-carga no interior do parafuso. As forças de aperto têm de ser superiores às forças de separação da articulação. De acordo com vários fabricantes, os parafusos podem ser apertados quatro vezes (comunicação pessoal). Este facto tem de ser verificado de forma independente através de investigação. Com base nestes conhecimentos, os parafusos devem ser substituídos na quarta vez que a restauração é retirada.

4. Quais são as instruções "pós-entrega"?

Os doentes recebem recomendações dietéticas e são instados a manterem-se afastados de alimentos extremamente duros que possam rachar a prótese. É necessário recordar aos doentes que a prótese é um substituto para os dentes em falta e não para os próprios dentes em falta. O médico deve explicar que é necessária uma manutenção contínua e que é provável que ocorram fracturas.

Para manter a saúde peri-implantar e reeducar o paciente sobre as práticas de higiene oral, deve ser recomendada a utilização de um aparelho noturno e deve ser estabelecido um programa de manutenção completo.

CONCLUSÃO

As tecnologias modernas têm alguns inconvenientes e algumas perguntas sem resposta que exigem mais investigação. Em termos de colocação precisa de implantes e de entrega de uma prótese provisória pré-fabricada, uma CBCT combinada com um software de planeamento interativo e a criação de um guia de redução óssea e de colocação de implantes oferece vantagens significativas.

É fundamental salientar que existe uma curva de aprendizagem acentuada e que, antes de iniciar os protocolos de cirurgia guiada, os profissionais devem estar familiarizados com as técnicas cirúrgicas e de carga tradicionais. Os avanços tecnológicos dão-nos as ferramentas para prestar cuidados de forma mais eficaz, mas não devem ser vistos como um substituto para um diagnóstico e um planeamento de tratamento precisos. A seleção dos doentes é importante e deve ser prestada uma atenção meticulosa a uma miríade de pormenores para melhorar os resultados do tratamento.

Tanto quanto sabemos, não existem provas científicas que fundamentem a afirmação de que, para restaurações de arcadas completas, a cirurgia guiada por computador é mais segura, mais previsível e resulta em melhores resultados de tratamento do que a colocação tradicional de implantes à mão livre. O fluxo de trabalho digital permite restaurar os implantes de ambos os maxilares através da combinação de vários conjuntos de dados digitais numa única peça de software, permitindo um planeamento virtual minucioso orientado para a face, uma cirurgia de implantes guiada fiável e a entrega de próteses CAD-CAM pré-fabricadas. Para compreender melhor os benefícios clínicos da cirurgia guiada por computador e para informar os pacientes sobre os actuais custos adicionais associados ao procedimento digital, são necessários ensaios clínicos aleatórios que a comparem com a colocação tradicional de implantes "à mão livre". Os principais benefícios do fluxo de trabalho digital baseiam-se na melhoria das capacidades de diagnóstico, no desenvolvimento de um plano de tratamento assistido por computador mais completo, na poupança de tempo intra-operatório e na entrega de uma restauração dentária fixa suportada por implantes imediata, apesar de todos os novos desenvolvimentos em termos de aquisição e fusão de fontes de dados.

As seguintes recomendações devem ser tidas em consideração pelos cirurgiões e médicos restauradores, de acordo com as conclusões alcançadas após a revisão dos conceitos protéticos e cirúrgicos no planeamento do tratamento dos maxilares edêntulos com o implante de zigoma.

Para o suporte de uma prótese fixa,

(a) A reconstrução da maxila edêntula utilizando 4-6 implantes, uniformemente espaçados ao longo do comprimento da arcada, é preferível.

(b) Ao aumentar tanto quanto possível a distribuição AP dos implantes, os cantilevers distais são minimizados ou eliminados.

(c) A manutenção de uma esplintagem completa da arcada cruzada é essencial para a sobrevivência previsível dos implantes e da prótese fixa a longo prazo. Para garantir que os parafusos da prótese e do pilar ficam bem apertados e que a estabilidade da arcada cruzada da prótese-implante é mantida, aconselha-se a realização de avaliações clínicas anuais.

(d) Ao compreender a trajetória do implante de zigoma, Aparicio descreveu como o implante de zigoma interage com a anatomia variável do contorno da parede lateral do maxilar. Portanto, independentemente da anatomia maxilar representada por ZAGA 0 a ZAGA 4, a trajetória do implante de zigoma permanece constante. Independentemente da forma da parede lateral do seio maxilar, o implante do zigoma segue a mesma trajetória descrita por PI Brancmark.

(e) Quando as zonas 2 e 3 têm menos de 2-3 mm, é aconselhado o implante do zigoma.

(f) O contacto osso-implante (BIC) na plataforma do implante também permite uma distribuição de forças mais vantajosa na oclusão cêntrica e na função lateral da prótese fixa.

(g) O protocolo Brancmark assegura a presença de uma base óssea na crista maxilar para o estabelecimento de um cuff de tecido mole peri-abutment na junção implante-pilar.

Com muitos componentes dinâmicos a ter em conta, os aspectos biomecânicos da reabilitação da arcada completa utilizando um protocolo de carga imediata são complexos. É crucial planear e combinar cuidadosamente os tratamentos cirúrgicos e restauradores. No entanto, deve ser enfatizado que este processo, como toda a terapia com implantes, é uma modalidade de tratamento orientada para a restauração. Por conseguinte, o planeamento restaurador deve ser concluído antes da cirurgia de implantes, de modo a permitir a colocação correta do implante e a criação de espaço restaurador suficiente.

Após atingir a estabilidade inicial do implante, é previsível uma carga imediata na arcada completa. O principal pré-requisito para este tipo de terapia é o seguinte. De uma perspetiva biomecânica e de restauração, a ampla distribuição de implantes que pode envolver a colocação de implantes angulados será vantajosa. Este pré-requisito dará aos implantes de carga imediata a melhor hipótese de sucesso quando combinados com uma prótese híbrida provisória cuidadosamente elaborada e estabilizada em arco cruzado com cantilevers mínimos. O risco de força da prótese será reduzido por caraterísticas como o reforço da prótese híbrida provisória e a redução da altura excessiva da restauração. A oclusão na prótese híbrida provisória também deve ser ajustada para reduzir as forças oclusais de deflexão, que é o passo mais crucial. Isto, combinado com uma dieta suave durante a fase de cicatrização, proporcionará a melhor hipótese de sucesso.

É óbvio que existem muitos factores a considerar para o sucesso clínico quando se escolhe um material para restaurações suportadas por implantes de arcada completa.

Este capítulo faz um esforço para fornecer diretrizes para ajudar na tomada de decisões pertinentes para estas próteses. A conceção das estruturas, os processos de fabrico utilizados e os parâmetros clínicos são apenas algumas destas considerações. Embora tenham sido fornecidas algumas diretrizes fundamentais, é necessário realizar mais investigação para examinar áreas específicas com maior detalhe, de modo a tornar as decisões sobre estas terapias mais previsíveis.

Para a criação de uma restauração implanto-suportada de arcada completa, são essenciais impressões precisas das posições tridimensionais do implante e um registo exato da relação da mandíbula. A fim de evitar ajustes significativos na prótese final, são necessárias várias verificações e ensaios. Os avanços tecnológicos facilitaram o fabrico destas próteses, mas aumentaram involuntariamente os custos associados ao fabrico em laboratório. Para evitar repetições e refacções no trabalho protético e oferecer ao paciente próteses bem concebidas, o clínico deve dominar os passos clínicos e colaborar com o técnico de laboratório.

A reabilitação de implantes maxilares pode ser um dos procedimentos médicos mais complicados. Atualmente, os pacientes estão mais informados e são mais exigentes. Para além da maravilha da osseointegração e da função pura, o tratamento com implantes avançou significativamente. Os efeitos da perda de estruturas orofaciais de suporte e as potenciais técnicas de substituição devem ser do conhecimento do médico assistente. Para uma melhor estética e para facilitar a adaptação à fala, as próteses devem ser concebidas tendo em conta o contorno facial.

As próteses implanto-suportadas fixas de arcada completa de carga imediata necessitam de um planeamento meticuloso e de uma execução especializada para um tratamento bem sucedido. Ao efetuar este tratamento, podem ocorrer muitas complicações protéticas, mas a maioria delas é evitável e muito controlável. Para evitar estes problemas e preparar-se para as dificuldades que inevitavelmente surgirão nos anos seguintes ao tratamento, devem ser feitos esforços.

A equipa dentária deve educar os doentes sobre a importância de detetar sinais precoces de mucosite peri-implantar e inflamação em torno dos implantes dentários, porque é mais fácil tratar estas condições quando ainda são tratáveis. Atualmente, o tratamento da peri-implantite é imprevisível e as melhores práticas não são consensuais. No entanto, é agora mais simples fazer uma manutenção previsível dos implantes dentários graças às diretrizes publicadas em 2015 sobre a prevenção da mucosite peri-implantar. Os intervalos de manutenção dos implantes dentários devem ser seguidos regularmente pelos pacientes, a fim de reduzir as falhas dos implantes, o que foi demonstrado. Num estudo retrospetivo de 17 carros, os pacientes que receberam manutenção regular tiveram uma taxa de insucesso dos implantes dentários 90% inferior à dos que não receberam manutenção, que tiveram a taxa de sobrevivência cumulativa mais baixa. Se os pacientes tivessem menos de uma visita de manutenção por ano, a taxa de insucesso era reduzida em 60%.

BIBLIOGRAFIA

1. Gabinete do Censo dos EUA. Resumo estatístico dos Estados Unidos: 1996. 116º cd. Washington DC: US Bureau of the Census; 1996. p. 15, quadros II, n.º 16, p 17, quadro II, n.º 17.
2. Allen PF, McMillan AS. Uma revisão dos resultados funcionais e psicossociais de pacientes com cárie dentária tratados com próteses de substituição completas. J Can Dent Assoc. 2003;69(10):662.
3. Heath MR. O efeito da força máxima de mordida e da perda óssea na função mastigatória e na seleção alimentar dos idosos. Int Dent J. 1982;32:345-56.
4. Zitzmann NU, Mannello CP. Plano de tratamento para restaurar a maxila edêntula com restaurações suportadas por implantes: design de sobredentadura removível versus prótese parcial fixa. J Prosthet Dent. 1999;82(2): 188-96.
5. Jivraj S, Chee W, Corrado P. Planeamento do tratamento da maxila edêntula. Br Dent J. 2006;201(5):261-79.
6. Tjan AH, Miller GD, The JG. Alguns factores estéticos do sorriso. J Prosthet Dent. 1984;51:24-8.
7. Schwarz MS, Rothman SL, Rhodes ML, Chafetz N. Tomografia computorizada: Parte II. Avaliação prcopcrativa da maxila para cirurgia de implante endósseo. Int J Oral Maxillofac Implants. 1987;2:143-8.
8. Wicks RA. Uma abordagem sistemática ao planeamento definitivo de próteses de implantes osseointegrados. J Prosth. 1994;3(4):237-42.
9. Robins JW. Diagnóstico diferencial e tratamento do excesso de exibição gengival. Pract Periodontics Acsthct Dent. 1999;11(2):265-72.
10. Bedrossian E. Planeamento do tratamento com implantes para o paciente edêntulo. St Louis: Mosby Elsevier; 2008.
11. Balshi TJ, Wolfinger GJ, Balshi SF. Análise de 356 implantes pterigomaxilares em arcadas edêntulas para ancoragem de próteses fixas. Int J Oral Maxillofac Implants. 1999; 14(3):398^06. prosthodontics. JPD 1976 Dcc;36(6):624-635.
12. Brancmark PI, Hansson BO, Adell R, Breinc U, Lindstrom J, Hallen O, et al. Implantes osseointegrados no tratamento do maxilar edêntulo. Experiência de um período de 10 anos. Scand J Plast Rcconstr Surg SuppL 1977;16:1-132.
13. Jivraj S, Chee W, Corrado P. Planeamento do tratamento da maxila edêntula. Br Dent J. 2006;201(5):261-79.
14. Bedrossian E. Planeamento do tratamento com implantes para o paciente edêntulo. Mosby: Elsevier; 2008.
15. Vercruyssen M, Laicman I, Jacobs R, Quiryncn M. Planeamento de implantes suportados por computador e cirurgia guiada: uma revisão narrativa. Clin Oral Implants Res. 2015;26(Suppl ll):69-76.
16. D'haese J, Van De Velde T, Komiyama A, Huitín M, De Bruyn H. Precisão e complicações da utilização de guias cirúrgicos estereolitográficos concebidos por computador para reabilitação oral através de implantes dentários: uma revisão da literatura. Clin Implant Dent Rclat Res. 2010; 14(3):321-35.
17. Rosenfeld AL, Mandclaris GA, Tardieu PB. Colocação de implantes orientada para a prótese utilizando software informático para garantir uma colocação precisa e resultados protéticos previsíveis. Parte 1: imagiologia de diagnóstico e responsabilidade colaborativa. Int J Periodontics Restorative Dent. 2006;26:215-21.
18. T, Tseng CC, Du YC, Chen YN, Chang CH. Um novo método de conversão para guia radiográfico em guia cirúrgico. Clin Implant Dent Rclat Res. 2017;19(3):447-57.
19. Reyes A, Turkyilmaz I, Prihoda TJ. Precisão de guias cirúrgicos feitos a partir de técnicas convencionais e de uma combinação de digitalização digital e prototipagem rápida. J Prosthct Dent. 2015; 113(4):295-303.
20. Cassetta M, Giansanti M, Di Mambro A, Stefanelli LV. Precisão do posicionamento de implantes inseridos utilizando um guia cirúrgico estereolitográfico suportado por mucosa na maxila e mandíbula

edêntulas. Int J Oral Maxillofac Implants. 2014;29(5): 1071-8.
21. Pozzi A, Holst S, Fabbri G, Tallarico M. Fiabilidade clínica das pontes de zircónia de arco cruzado CAD/CAM em implantes de carga imediata colocados com cirurgia guiada por computador-assistcd/tcmplate-guidcd: um estudo retrospetivo com um acompanhamento entre 3 e 5 anos. Clin Implant Dent Rclat Res. 2015; 17(Suppl l):c86- 96.
22. Bedrossian E, Sullivan R, Fortin Y, Malo P, Rangcrt B, Indorsano T. Restauração protética fixa da maxila edêntula: um método sistemático de avaliação pré-tratamento. J Oral Maxillofac Surg. 2008;66:112-22.
23. Chrcanovic BR, et al. Sobrevivência e complicações de implantes zigomáticos: uma revisão sistemática. Oral Maxillofac Surg. 2013;17:81-93.
1.1. Goiato MC. Implantes no osso zigomático para reabilitação protética da maxila: uma revisão sistemática. Int J Oral Maxillofac Surg. 2014;43:748-57.
25. Zhao Y, Skalak R, Brâncmark P-I. Análise de uma prótese dentária suportada por dispositivos Zigomáticos. Gothcnbcrg, Suécia: Instituto de Biotecnologia Aplicada.
26. Skalak R. Considerações biomecânicas em próteses osseointegradas. J Prosthet Dent. 1983;49:843-8.
27. Rangert B, Jemt T, Jömeus L. Forças e momentos em implantes Brâncmark. Int J Oral Maxillofac Implants. 1989;4:241-7.
28. Brunski JB. Aspectos biomecânicos do número ótimo de implantes para suportar uma restauração completa de arcada cruzada. Eur J Oral Implantol. 2014;7(Suppl2):Sl 11-32.
29. Bevilacqua M, et al. A influência do comprimento do cantilever e da inclinação do implante na distribuição de tensões em próteses fixas suportadas por implantes maxilares. J Prosthet Dent. 2010;105:5-13.
30. . Guilherme CS, et al. Padrões de tensão nos implantes em próteses suportadas por quatro ou seis implantes: uma análise tridimensional de elementos finitos. Int J Oral Maxillofac Implants. 2010;25:239-46.
31. Nkenke E, et al. Avaliação do local anatómico do osso zigomático para colocação de implantes dentários. Clin Oral Implants Res. 2003;14:72-9.
32. maio P, et al. Técnica cirúrgica extramaxilar: resultado clínico de 352 pacientes reabilitados com 747 implantes Zigomáticos com um acompanhamento entre 6 meses e 7 anos. Clin Implant Dent Rclat Res. 2015;17(Suppl. l):e 153-62.
33.. Aparicio A, et al. Implantes zigomáticos colocados utilizando a abordagem guiada pela anatomia zigomática versus a técnica clássica. Um sistema proposto para relatar o diagnóstico de rinossinusite 237. Clin Implant Dent Rclat Res. 2013; 16(5): 1-16.
34. Aparicio C. Uma proposta de classificação para pacientes com implantes zigomáticos baseada na abordagem guiada pela anatomia do zigoma (ZAGA): um estudo transversal. Eur J Oral Implantol. 2011;4:269-75.
35. . Aparicio C. A abordagem guiada pela anatomia do zigoma (ZAGA). Em: Aparicio C, editor. Zygomatic implants: the anatomy guided approach. Berlim: Ed. Quintessence; 2012. p. 113-35.
36.. Aparicio CZ. O ABC para estabelecer a trajetória do implante. In: Aparicio C, editor. Implantes zigomáticos: a abordagem guiada pela anatomia. Berlim: Ed. Quintessence; 2012. p. 137-62.
37. Eduardo M. Fechamento de comunicação buco-antral com retalho de coxim adiposo bucal em cirurgia de implante zigomático: relato de caso. Int J Oral Maxillofac Implants. 2008;23:143-6.
38.. Eduardo M. O retalho de coxim adiposo bucal: uma opção para prevenção e tratamento de complicações em cirurgias complexas de implantes zigomáticos. Preliminary report. Int J Oral Maxillofac Implants. 2012;27:905-10.
39. Bcdrossian E, Stumpci L. Estabilização imediata na fase II de fixações do zigomático: uma técnica simplificada. J Prosthct Dent. 2001 ;86(1): 10-4.
1.1. Freedman M, Ring M, Stassen LFA. Efeito do suporte ósseo alveolar em implantes zigomáticos: um estudo de análise de elementos finitos. Int J Oral Maxillofac Surg. 2013;42:671-6.

1.2. Freedman M, Ring M, Stassen LFA. Efeito do suporte ósseo alveolar em implantes zigomáticos numa posição extra-sinusal - um estudo de análise de elementos finitos. Int J Oral Maxillofac Surg. 2015;44:785-90.
42. 7. Malo P, et al. Técnica cirúrgica extramaxilar: resultado clínico de 352 pacientes reabilitados com 747 implantes Zigomáticos com um seguimento entre 6 meses e 7 anos. Clin Implant Dent Rclat Res. 2015;17(Suppl. l):cl53-62.
43. Malo P, Rangcrt B, Nobre M. Conceito de função imediata "All-on-4" com implantes do sistema Brancmark para mandíbulas completamente desdentadas: um estudo clínico retrospetivo. Clin Implant Dent Rclat Res. 2003;5(Suppl 1):2-9.
44. maio P, Rangcrt B, Nobre M. Conceito de função imediata "All-on-4" com implantes do sistema Bancmark para maxila completamente desdentada: um estudo clínico retrospetivo de 1 carro. Clin Implant Dent Rclat Res. 2005;7(Suppl 1):S88- 94.
45. Krckmanov L, Kahn M, Rangcrt B, Lindstrom H. Inclinação de implantes mandibulares e maxilares posteriores para um melhor suporte da prótese. Int J Oral Maxillofac Implants. 2000;15:405-14.
46. . Aparicio C, Perales P, Rangcrt B. Implantes inclinados como alternativa ao enxerto do seio maxilar: um estudo clínico, radiológico e de teste de pcr. Clin Implant Dent Rclat Res. 2001 ;3:39^49.
1.1. Malo P, de Araújo Nobre M, Lopes A, Ferro A, Moss S. Técnica cirúrgica extramaxilar: resultado clínico de 352 pacientes reabilitados com 747 implantes zigomáticos com um seguimento entre 6 meses e 7 anos. Clin Implant Dent Relat Res. 2013;17(Suppl l):el53-62.
48. maio P, de Araújo Nobre M, Lopes A, Ferro A, Gravito I. Reabilitação edêntula completa utilizando um protocolo de função imediata e um desenho de implante com um corpo reto, superfície oxidada anodicamente e ponta estreita com roscas de encaixe que se estendem até ao ápice do implante: um estudo clínico retrospetivo de 5 carros. Int J Oral Maxillofac Implants 2016; 7 (1).
49. . Patzclt SB, Bahat O, Reynolds MA, Strub JR. O conceito de tratamento all-on-four: uma revisão sistemática. Clin Implant Dent Relat Res. 2014; 16(6):836-55.
50. Soto-Penaloza D, Zaragozi-Alonso R, Pcnarrocha-Diago M, Pcnarrocha-Diago M. O conceito de tratamento all-onfour: uma revisão sistemática. J Clin Exp Dent. 2017;9(3):e474-88.
51. 0. Malo P, Nobrc M, Lopes A. A reabilitação de maxilas completamente edêntulas com diferentes graus de reabsorção com quatro ou mais implantes de carga imediata: um estudo retrospetivo de 5 anos e uma nova classificação. Eur J Oral Implanto! 2011;4(3):227-43.
52. Malo P, Nobre M, Lopes A. A utilização de cirurgia de implantes flaplcss guiada por computador e 4 implantes colocados em função imediata para suportar uma prótese fixa: resultados preliminares após um período médio de seguimento de 13 meses. J Prosthet Dent. 2007;97:S26-34.
53. Lopes A, Maló P, de Araújo Nobre M, Sánchez-Fcmándcz E, Gravito I. O conceito de tratamento Nobelguide® all-on-4® para reabilitação de maxilares edêntulos: Retrospetiva clínica de 7 e radiográfica de 5 ciclos. Clin Implant Dent Relat Res. 2016;19(2):233-44.
54. Abdulmajeed A, Lim KG, Närhi TO, Cooper LF. Próteses dentárias monolíticas fixadas em zircónia suportadas por implantes de arco completo: uma revisão sistemática. J Prosthet Dent. Conselho Editorial do Journal of Prosthetic Dentistry. 2016;! 15(6):672-677.
55. Davis NC. Desenho do Sorriso. Clínicas Dentárias de NA. 2007;51 (2):299-318.
56. . Spear FM, Kokich VG. Uma abordagem multidisciplinar à medicina dentária estética. Dental Clin NA. 2007;51 (2):487-505.
57. van Steenberghe D, Naert I, Andersson M, Brajnovic I, Van Cleynenbreugel J, Suetens P. Um modelo personalizado e uma prótese definitiva que permitem a carga imediata de implantes no maxilar: um relatório clínico. Int J Oral Maxillofac Implants. 2002;17(5):663-70.
58. Jacobs R, Adrianscns A, Verstreken K, Suetens P, van Steenberghe D. Previsibilidade de um sistema de planeamento trccdimcnsional para cirurgia de implantes orais. Dentomaxilofac Radiol. 1999;28(2): 105-11.
59. Klein M, Abrams M. Cirurgia guiada por computador utilizando uma férula cirúrgica fresada por

computador. Clin Oral Impl Res. 2001 ;13(2): 165-9. -Questionário 170.
60. Vrielinck L, Politis C, Schepers S, Pauwels M, Naert 1. Planeamento baseado em imagens e validação clínica da colocação de implantes no zigoma e pterigoide em pacientes com atrofia óssea grave utilizando guias de perfuração personalizados. Resultados preliminares de um estudo prospetivo de acompanhamento clínico. Int J Oral Maxillofac Surg. 2003;32(l):7-14.
61. Pozzi A, Polizzi G, Moy PK. Cirurgia guiada com modelos suportados por dentes para dentes unitários em falta: uma revisão crítica. Eur J Oral Implantol. 2016;9(2):135-53.
62. Arunyanak SP, Harris BT, Grant GT, Morton D, Lin W-S. Abordagem digital ao planeamento de cirurgia guiada por computador e provisionalização imediata num paciente parcialmente edêntulo. J Prosthct Dent. 2016; 116(1):8-14.
63. Pozzi A, Tallarico M, Marchetti M, Scarfo B, Esposito M. Colocação guiada por computador versus colocação à mão livre de implantes dentários de carga imediata: Resultados pós-carga de 1 ano de um ensaio clínico aleatório multicêntrico. Eur J Oral Implantol. 2014;7(3):229^12.64.
64. Scnncrby L, Andersson P, Pagliani L, Giani C, Moretti G, Molinari M, et al. Avaliação de um novo scanner de tomografia computorizada de feixe cónico para exames de densidade óssea em reconstruções 3D pré-operatórias e correlação com a estabilidade do implante primário. Clin Implant Dent Rclat Res. 2015; 17(5):844-53.
65. van Steenberghe D, Glauser R, Blombäck U, Andersson M, Schutyser F, Pcttersson A, et al. Uma férula cirúrgica personalizada e uma prótese fixa, descritas por tomografia computorizada, para cirurgia sem retalho e carga imediata de implantes em maxilares totalmente edêntulos: um estudo prospetivo multicêntrico. Clin Implant Dent Rclat Res. 2005;7(Suppl 1):S 111-20.
66. Vcrhammc LM, Mcijer GJ, Boumans T, de Haan AFJ, Bergé SJ, Maal TJJ. Um estudo de precisão clinicamente relevante da colocação de implantes planeada por computador na maxila edêntula utilizando modelos cirúrgicos suportados pela mucosa. Clin Implant Dent Rclat Res. 2015; 17(2): 343-52.
67. Pcttersson A, Komiyama A, Huitín M, Näsström K, Klinge B. Precisão da cirurgia de implantes virtualmente planeada e guiada por modelos em pacientes edêntulos. Clin Implant Dent Rclat Res. 2012;14(4):527-37.
68. Ritter L, Reiz SD, Rothamel D, Drciseidler T, Karapetian V, Scheer M, et al. Precisão do registo de dados de tomografia computorizada de superfície tridimensional e de feixe cónico para o planeamento virtual de implantes. Clin Oral Impl Res. 2012;23(4):447-52.
69. Al-Rawi B, Hassan B, Vandcnbcrgc B, Jacobs R. Avaliação da exatidão das reconstruções tridimensionais da superfície dos dentes a partir de exames de tomografia computorizada de feixe cónico. J Oral RehabiL 2010;37(5):352-8.
70. Vandenbcrghc B, Jacobs R, Bosmans H. Modem dental imaging: a review of the current technology and clinical applications in dental practice. Eur Radiol. 2010;20(ll):263
71. Farley NE, Kennedy K, McGlumphy EA. Comparação da precisão de guias cirúrgicos convencionais e gerados por computador em boca dividida. Int J Oral Maxillofac Implants. 2013;28(2):563-72.
72. Sciar AG. Diretrizes para a cirurgia sem retalho. J Oral Maxillofac Surg. 2007;65(7 Suppl l):20-32.
73. Moraschini V, Velloso G, Luz D, Barboza EP. Taxas de sobrevivência de implantes, alterações do nível ósseo marginal e complicações na reabilitação de boca cheia com cirurgia guiada por computador sem retalho: uma revisão sistemática e mcta-análise. Int J Oral Maxillofac Surg. 2015;44(7):892-9.
74. Cosyn J, Hooghc N, De Bruyn H. Uma revisão sistemática sobre a frequência de recessão avançada após o tratamento com implantes imediatos unitários. J Clin Periodontol. 2012;39(6):582-9.
75. Khzam N, Arora H, Kim P, Fisher A, Matthcos N, Ivanovski S. Uma revisão sistemática das alterações dos tecidos moles e dos resultados estéticos após a colocação imediata de implantes e a restauração de implantes unitários na maxila anterior. J Periodontol. 2015;86(12): 1-15.

76. Rojas-Vizcaya F. Restaurações implanto-suportadas fixas destacáveis de zircónia total fabricadas em zircónia monolítica: relatório clínico após dois anos de serviço. J Prosthodont. 2011;20:570-6.
77. Jivraj S, Chee WWL, Corrado P Br Dent J. 2006;201 (5).
78. Wicks RA. Uma abordagem sistemática ao planeamento definitivo de próteses de implantes osseointegrados. J Prosthodont. 1994;3:237-42.
79. Jacobs R, Van Stccnbcrghc D. Avaliação comparativa da função tátil oral por meio de dentes ou próteses suportadas por implantes. Clin Oral Implants Res. 1991;2:75-80.
80. Yip KH, Smales RJ, Kaidonis JA. Desgaste diferencial de dentes e materiais de restauração: implicações clínicas. Int J Prosthodont. 2004; 17(3):350-6.
1.1. Chang PC, Henegbarth EA, Lang LA. Próteses parciais fixas sobre implantes de zircónia na maxila que se opõem a uma prótese completa fixa sobre implantes de resina acrílica. Um relatório clínico de 2 anos. J Prosthct Dent. 2007;97(6):321-30.
82. Heffernan MJ, Aquilino SA, Diaz-Amold AM, Haselton DR, Stanford CM, Vargas MA. Translucidez relativa de seis sistemas de cerâmica pura. Parte I: materiais de base. J Prosthct Dent. 2002;88(l):4-9.
83. Larsson C, Wcnncrberg A. O sucesso clínico das coroas à base de zircónia: uma revisão sistemática. Int J Prosthodont. 2014;27(1):33-43.
84. Goodacrc C et al JPD. 2003;90:31^1.
85. Chong KK, Paiamara J, Wong RH, Judge RB. Força de fratura de estruturas de zircónia em cantilever um estudo in vitro. J Prosthct Dent. 2014; 1112:849-56.
86. Zarb GA, Jansson T. Procedimentos e protocolos laboratoriais. In: Brancmark PI, Zarb G, Albrcktsson T, editores. Tissue integrated prostheses: osseointegration in clinical dentistry. Chicago: Quintessence; 1985. p. 303.
87. Voitik AJ. A cimentação do pilar Kulzer; técnica Kai. Um método de estrutura de montagem direta para próteses de implantes osseointegrados. Implant Soc. 1991;2(1):11^1.
88. Najeeb S, Zafar MS, Khurshid Z, Siddiqui F. Aplicações de polycthcrcthcrketonc (PEEK) em implantologia oral e prótese dentária. J Prosthodont Res. 2016;60(1): 12-9.
89. Miyazaki T, Nakamura T, Matsumura H, Ban S, Kobayashi T. Estado atual das restaurações de zircónia. J Prosthodont Res. 2013;57(4):236-61.
90. Carl E. Misch. Contemporary implant dentistry. 3ª ed. St. Louis, MO: Mosby - Elsevier, p. 731.
91. Moreira AH, Rodrigues NF, Pinho AC, Fonseca JC, Vilaça JL. Comparação da precisão das técnicas de moldagem de implantes: uma revisão sistemática. Clin Implant Dent Rclat Res. 2015; 17(Suppl 2):e751-64.
92. Filho HG, Mazaro JV, Vcdovatto E, Assunção WG, dos Santos PH. Precisão das técnicas de moldagem para implantes. Parte 2 - comparação de técnicas de esplintagem. J Prosthodont. 2009; 18(2): 172-6.
93. Cabral LM, Guedes CG. Análise comparativa de 4 técnicas de moldagem para implantes. Implantodontia. 2007; 16(2): 187-94.
94. Assif D, Nissan J, Varsano I, Singer A. Precisão das técnicas de moldagem de implantes com talas: efeito do material de tala. Int J Oral Maxillofac Implants. 1999;14:885-8.
95. Lee H, So JS, Hochstedler JL, Ercoli C. A exatidão das impressões de implantes: uma revisão sistemática. J Prosthct Dent. 2008;100(4):285-91.
96. Baig MR. Precisão das impressões de implantes múltiplos na arcada edêntula: uma revisão sistemática. Int J Oral Maxillofac Implants. 2014;29(4):869-80
97. Wee AG. Comparação de materiais de impressão para impressões diretas de múltiplos implantes. J Prosthct Dent. 2000;83:323-31.
98. Ercoli C, Gcminiani A, Lee H. A influência do gabarito de verificação no ajuste da estrutura para prótese completa fixa não segmentada suportada por implantes. Clin Implant Dent Rclat Res. 2012 maio;14(Suppl 1):cl88-95.
99. Alhashim A, Flinton RJ. Gabarito de verificação de gesso dentário para verificar as posições dos

implantes: um relatório clínico. J Oral Impiantai. 2014;40(4):495-9.
100. Sadowsky SJ. O papel dos princípios da dentadura completa na prótese sobre implantes. J Calif Dent Assoc. 2003;31(12):905-9.
101. Quiryncn M, Nacrt I, van Steenbcrghc D. O design e a sobrecarga do acessório influenciam a perda óssea marginal e o sucesso do acessório no sistema Brancmark. Clin Oral Implants Res. 1992;3:104-11.
102. Lundgren D, Laurcll L. Aspectos biomecânicos das pontes fixas suportadas por dentes naturais e implantes endósseos. Periodontal 2000. 1994;4:23^40.
103. Schoenbaum TR, Wadhwani C, Stevenson RG. Cobrir o orifício de acesso ao parafuso da prótese sobre implantes: uma abordagem biológica à técnica e seleção de materiais. J Oral Implantol. 2017;43(1):3<M4.
104. Conserva E, et al. A utilização de um robot mastigatório para analisar a capacidade de absorção de choque de diferentes materiais de restauração para implantes protéticos: um relatório preliminar. Int J Prosthodont. 2009;22(l):53-5.
105. Estudo realizado na Universidade de Rcgcnsbcrg, Alemanha, em arquivo na Invibio Dental, Reino Unido
106. JUVORA. Orientações de processamento, instruções técnicas de certificação, Invibio Dental, Reino Unido
107. Branemark PI, Hansson BO, Adell R, et al. Implantes osscointegrados no tratamento de maxilares edêntulos. Experiência de um período de 10 anos. Scand J Plast Reconstr Surg SuppL 1977;16:1-132.
108. Wohrle PS, Cornell D. Restaurações contemporâneas de arcada completa suportadas por implantes maxilares que combinam estética e ajuste passivo. QDT. 2008:1-17.
109. Venezia P, Torsello F, Cavalacanti R, D'Amato S. Análise retrospetiva de 26 próteses de zircónia monolítica de arco completo com revestimento de porcelana fcldspathic limitado à superfície facial. J Prosthct Dent. 2015; 114:506-12.
HO. Al-Meraikhi H, Chee W, Takanashi T. Uma alternativa às restaurações tradicionais de porcelana fundida em metal suportadas por implantes. Quintessence Dent TechnoL 2014;37:113-24.
111. Malo P, Rangert B, Nobre M. Conceito All-on-4 de função imediata com implantes Brâncmark System® para maxilares completamente edêntulos: um estudo clínico retrospetivo de 1 carro. Clin Implant Dent Rclat Res. 2005;7(sl):s88-94.
112. Drago C, Howell K. Conceitos para a conceção e fabrico de estruturas de implantes metálicos para próteses de implantes híbridos. J Prosthodont. 2012;21 (5):413-24.
113. Kwon T, Bain PA, Levin L. Revisão sistemática da sobrevivência e sucesso a curto (5-10 anos) e longo prazo (10 anos ou mais) de próteses dentárias fixas híbridas de arcada completa e implantes de suporte. J Dent. 2014;42(10): 1228^41.
114. Papaspyridakos P, Chen C-J, Chuang S-K, Weber H-P, Galiucci GO. Uma revisão sistemática das complicações biológicas e técnicas das reabilitações com implantes fixos para pacientes edêntulos. Int J Oral Maxillofac Implants. 2012;27(1): 102-10.
115. De Bruyn H, Collaert B, Linden U, Björn A. Opinião do paciente e resultado do tratamento de reabilitação fixa em implantes Brincmark. Um estudo de acompanhamento de 3 carros em consultórios dentários privados. Clin Oral Implants Res. 1997;8(4):265-71.
116. Gurgel BC, Montenegro SC, Dantas PM, Pascoal AL, Lima KC, Calderon PD. Frequência de doenças peri-implantares e fatores associados. Clin Oral Implants Res. 2016;28(10): 1211-7
117. Stiévenart M, Malevez C. Reabilitação de maxila totalmente atrofiada por meio de quatro implantes zigomáticos e prótese fixa: um acompanhamento de 6^40 meses. Int J Oral Maxillofac Surg. 2010;39(4):358-63.
118. Froum SJ, Rosen PS. Uma proposta de classificação para a pcri-implantite. Int J Periodontics Restorative Dent. 2012;32:533^40.
119. Atieh MA, Alsabceha NH, Faggion CM Jr, Duncan WJ. A frequência das doenças peri-implantares: uma revisão sistemática e uma análise quantitativa. J Pcriodontol. 2013;84(11): 1586-98

120. Magnuson B, Harsono M, Stark PC, et al. Comparação do efeito de dois dispositivos de limpeza interdentária à volta de implantes na redução da hemorragia: um ensaio clínico aleatório de 30 dias. Compend Contin Educ Dent. 2013;34(Spcc No 8):2-7.
121. loannidis A, Thumhcer T, Hofer D, et al. Dispositivos mecânicos e hidrodinâmicos de cuidados domiciliários para limpeza de superfícies rugosas de implantes: um estudo in vitro de biofilme de polisspacies. Clin Oral Implants Res. 2015;26(5):523-8.
122. O efeito de um fio dental de água com Plaque Seeker Tip® na hemorragia gengival em pacientes com implantes. Apresentado na Associação Internacional de Investigação Dentária, Seattle, WA, EUA. 23 de março de 2013. Resumo #3761.
123. S J, Bcrglundh T, Genco R, et al. Prevenção primária da peri-implantite: gestão da mucosite peri-implantar. J Clin Pcriodontol. 2015;42(Suppl 16):S 152-
124. Moldovan S. Atualização sobre nutrição para uma melhor cicatrização. Inside Dent. 2015;! 1(7):45-52.

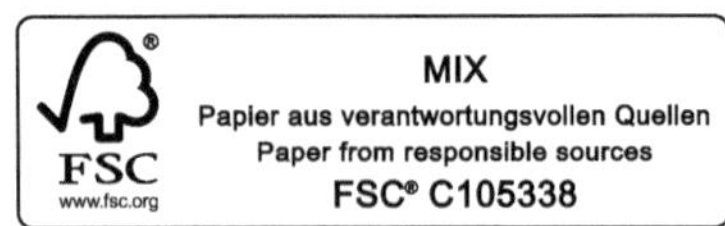

Printed by Books on Demand GmbH, Norderstedt / Germany